U0346923

The Complete Guide to Fasting

轻断食

完整指南

有效减肥和控制糖尿病的全饮食法

[加]杰森·冯 [美]吉米·摩尔 著

张凯歌译

天津出版传媒集团

天津科学技术出版社

著作权合同登记号：图字 02-2020-171号

图书在版编目（CIP）数据

轻断食完整指南：有效减肥和控制糖尿病的全饮食法 / (加) 杰森·冯, (美) 吉米·摩尔著；张凯歌译.

-- 天津：天津科学技术出版社, 2020.9（2023.5重印）

书名原文: The Complete Guide to Fasting

ISBN 978-7-5576-8065-7

Ⅰ.①轻… Ⅱ.①杰… ②吉… ③张… Ⅲ.①饮食营养学—基本知识 Ⅳ.①R155.1

中国版本图书馆CIP数据核字(2020)第110195号

轻断食完整指南：有效减肥和控制糖尿病的全饮食法

QING DUANSHI WANZHENG ZHINAN
YOUXIAO JIANFEI HE KONGZHI TANGNIAOBING DE QUAN YINSHI FA

责任编辑：孟祥刚

责任印制：兰 毅

出 版：天津出版社传媒集团
　　　　　天津科学技术出版社

地 址：天津市西康路35号

邮 编：300051

电 话：（022）23332490

网 址：www.tjkjcbs.com.cn

发 行：新华书店经销

印 刷：北京中科印刷有限公司

开本710×1 000 1/16 印张14.5 字数180 000

2023年5月第1版第3次印刷

定价：49.80元

目录

contents

目录
contents

目录

目录

contents

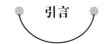

引言

减肥的密码

杰森·冯

我从小生活在加拿大多伦多市，后来就读于多伦多大学的生物化学专业，也是在多伦多大学完成了医学院的学习及内科医学的实习。

实习结束后，我选择攻读加州大学洛杉矶分校的肾脏学专业，研究肾脏疾病。大部分时间是在西达斯西奈医学中心和西洛杉矶 VA 医学中心进行研究学习。内科医学的不同领域都各具特色，而肾脏学被誉为"思者所专"。研究肾脏疾病需要解决各种与体液和电解质有关的复杂问题，我个人很喜欢钻研这些问题，所以就选择了肾脏学专业。2001 年，我返回多伦多后，成为一名肾脏学专家，开始了自己的职业生涯。

2 型糖尿病是造成肾脏疾病的主要原因，我也诊治过成百上千的 2 型糖尿病患者，其中，大多数患者同时饱受肥胖困扰。2010 年以后，我一直在尝试解决一些肾脏学难题，加上本专业需要关注肥胖和 2 型糖尿病方面的问题，最终指引我开始了对饮食与营养的研究。

从前，我一直以传统医学行医问世，如今，我致力于饮食营养的研究，为患者制定饮食方案，强化饮食结构，包括断食。我是如何完成这一转型的呢？不论你对医学生有什么印象，其实，医学院的课程中很少涉及饮食营养的课题。许多学校，包括多伦多大学在内，几乎不开设有关营养学的课程。我读大一的时候，学校还举办过几场营养方面的讲座，但接下来几年时间的学习，包括本科、研究生和实习阶段，几乎都不涉及营养方面的知识。在接受正规医学教育的九年时间里，我大概只听过 4 堂营养相关的讲座或课程。

这导致我只对营养学提起过一时的兴趣，直到 2005 年，才对饮食营养有了更多的关注。当时，主张低碳饮食的"阿特金斯健康饮食法"（阿氏食谱）广为人知，非常盛行。我家里也有几个人试过这种节食方法，收到的效果很显著。但是，和大多数受过常规医学训练的内科医生一样，我总认为这种饮食方式最终会让人体动脉血管付出代价。按照所学的医学知识，成千上万的内科医生（包括我自己）都认为阿氏食谱的低碳饮食法只会兴起一时的狂热，最终大家会发现低脂节食才是最好的减肥方法。

国际最著名的医学期刊《新英格兰医学杂志》上开始出现一些有关低碳饮食法的研究论文。许多学者通过对阿氏饮食法与多数健康医疗服务机构推行的低脂节食法的效果进行随机对照试验，所有研究都得出同一个惊人的结论：低碳饮食法远比低脂节食法有更好的减肥效果。更令人诧异的是，低碳饮食法会使人体内的胆固醇、血糖和血压指数大大降低，而这些是造成心血管疾病的主要风险因素。这是对人们减肥造成困扰的真正难题，而我则由此开始了自己在饮食营养方面的研究。

肥胖根源

最新的研究证实，低碳饮食法对于减肥而言的确行之有效。但是这些研究结果一开始还是无法完全说服我，因为我当时始终坚信传统的"卡路里存耗"（CICO）理论——这套理论认为减肥的唯一途径是使人体摄入的热量低于消耗的热量。但是，令人费解的是，以"阿氏食谱"为代表的"低碳饮食法"并没有严格限制热量的摄入，但是仍旧达到了减肥的效果。

出现这种情况的一种可能原因是最新的研究有误，但这是不可能的，因为诸多研究都得到了同样的结论；而且，这些研究搜集了上万患者的临床经验，最终报告显示患者在采用阿氏饮食法后体重都有所下降。

　　逻辑上讲，承认这些研究是正确的就意味着 CICO 理论是错误的。尽管我想否认，但是并没有正当的理由可以支撑 CICO 理论，这套理论实为大错特错。如果 CICO 理论不合理，那么什么是合理的呢？什么原因致使体重增加的呢？肥胖是怎么产生的呢？接下来，我们将讨论肥胖的根源。

　　基本上，没有职业医生们会质疑"卡路里存耗"（CICO）理论。为什么？因为我们已经将这个理论视为"理所应当"。我们都认为人体肥胖是因为摄入了过多的热量。而如果这是问题所在，那么减少热量摄入 / 增加活动量，消耗更多热量就是解决方案。但是这种方法存在一个明显的漏洞，在过去五十多年里，多少人极力奉行"少吃多动"的准则，但是毫无效果。实际上，为什么这种方法没有效果并不重要（为了消除读者的困惑，作者在第 5 章给出了详细解释），最重要的是，我们都付诸实践了，可是丝毫不见起色。

　　其实，造成肥胖的潜在原因是激素水平上出现了问题，而不在于热量失衡。胰岛素作为一种激素，与人体脂肪的存储有关。当我们摄取食物时，尤其是高碳水化合物食物时，胰岛素水平上升，向人体发出信号，将食物产生的能量以脂肪的形式储存起来，以供后备之需。这一过程自然发生，为人体所必需，几千年来，使无数人从饥荒中得以幸存；但是，过量的胰岛素如果居高不下就会造成肥胖，一发不可收拾。明白这个原理之后，自然能够想到对应的解决方案：如果胰岛素过剩是造成肥胖的原因，那么只需要降低胰岛素水平就可以减少肥胖，而生酮饮食法（一种低碳水、轻蛋白、高脂肪的节食方法）和间歇性断食都是降低胰岛素水平的绝佳方案。

胰岛素与2型糖尿病

　　众所周知，与 1 型糖尿病患者不同，2 型糖尿病患者大多都很肥胖，但是医生在给这两型患者处方的时候都会用到胰岛素。对于 1 型糖尿病患者而言，胰岛素在降低血糖的同时，保证体重的良性增长，这对于他们的病情无疑是有利的。但对于 2 型糖尿病患者来说，胰岛素的使用却让他们陷入了一个两难境地：胰岛素虽然能暂时降低血糖，但同时也会加重他们的肥胖，长期使用会加重 2 型糖尿病的病情，并引发多种并发症。为什么会出现这样的治疗结果？显然这是因为我们根本没有搞清造成 2 型糖尿病的根本原因。

其实，1 型糖尿病与 2 型糖尿病的病理完全不同。对于 1 型糖尿病而言，由于机体自身的免疫系统破坏了产生胰岛素的胰腺细胞，致使胰岛素水平降低，最终导致高血糖。鉴于 1 型糖尿病的成因是胰岛素水平偏低，所以通过补充胰岛素来进行治疗是切实可行的。临床上，这种治疗方法也的确行之有效。

但是对于 2 型糖尿病患者而言，他们体内的胰岛素水平不但不低反而偏高。这是怎么回事呢？原来，当我们每次进食的时候，都会刺激身体分泌胰岛素。而进食过于频繁就会导致胰岛素不断分泌，身体内胰岛素水平持续偏高。我们知道，身体对某种物质的承受是有限的，一旦某种物质的水平过高，超出身体可以耐受的程度，就会让身体产生对该物质的抵抗，造成该物质失去本该有的作用效果。举个简单的例子，我们都知道"酒精"会对我们的神经起到抑制作用，让我们陷入神魂颠倒的"醉酒状态"，但当我们不断加大饮酒量后，我们就"酒量渐长"不那么容易醉了。这就是身体对酒精产生耐受和抵抗的表现。因此，当 2 型糖尿病患者体内的胰岛素水平长期处于高水平状态的时候，他们的身体对胰岛素也产生了耐受和抵抗，身体不再听胰岛素的指挥，血糖水平变得居高不下。

同样的，也正是因为胰岛素水平过高，这些 2 型糖尿病患者长期处于肥胖的状态。

掌握了这一点，也就明白如何控制 2 型糖尿病了。过去我们使用胰岛素进行治疗，而 2 型糖尿病患者的真正病因在于体内胰岛素含量过高，而大多数患者凭直觉就知道我们的这种治疗方法是错误的。他们对我说："冯医生，您告诉我减肥是控制 2 型糖尿病的关键，然后给我用了胰岛素，但是您看现在我比以前还要胖好多，您确定这药对我有用吗？"对于这样的问题，我从没给出过满意的答复，现在我明白了问题的缘由。这些患者说得没错，这种药对他们的病症没有任何效果。病人使用胰岛素后，体重增加，2型糖尿病更为严重，就需要服用更多胰岛素，周而复始，形成恶性循环。

我们在治疗2型糖尿病时采用的方法完全是南辕北辙。其病因同肥胖症的一样，都是胰岛素过剩。治疗的方法是降低而不是提高体内胰岛素水平。补充胰岛素只会让情况更加严重，就好像抢险救火时在火上浇油一样。

受此启发，我恍然大悟，让身体远离肥胖的关键就在于"控制体内胰岛素，使其处于低水平状态"。但是怎样才能降低体内的胰岛素水平呢？毋庸置疑，依靠药物绝对不行，一些外科手术倒可以起到一定作用，如肥胖外科手术（通常称为"胃间隔手术"），但是手术的切口太大，而且会产生许多无法逆转的副作用。所以，最终剩下可行的方法就只有食疗，即通过改变饮食习惯来降低体内胰岛素水平。

2012年，我为肥胖症和2型糖尿病患者创建了一套改善方案，名为《强化饮食管理计划》，凭借独特的视角，致力于通过改善患者饮食来缓解状况。起初，我为患者规定的饮食结构中的碳水含量非常低。因为精加工的碳水食物极易刺激人体分泌胰岛素，所以减少碳水食物的摄入量应该对降低胰岛素水平有一定效果。

在改善的过程中，我给予了患者很多饮食建议，还会审查他们的饮食日记。我恳求他们，甚至用甜言蜜语劝他们按照建议调整饮食，但是始终不见效。让他们遵循这些建议似乎难以实现，我的病人终日奔波劳碌，要改变饮食习惯的确很难，尤其是我给出的许多建议与常规饮食建议要求的低脂低热量截然相反。

但是，我不能就此袖手旁观。患者的健康，甚至于生命，全靠降低体内的胰岛素水平。如果他们难以忌口，那么将问题最简化又有何不可？干脆让他们什么都不吃。没错！解决方案用一个词来概括就是"断食"。

断食试验

吉米·摩尔

本章节主要介绍断食疗法在日常生活中的运用及实现方式，由此你将获得有益于健康的惊人成效。但是，你可能好奇到底怎么断食——可能对怀疑论者而言尤其如此，但是尝试过这种疗法之后就会改变怀疑的态度。这就是我将在本章节与你一同分享的内容。我叫吉米·摩尔，是一名国际畅销书作家，著有《生酮食谱》《生酮清单》和《胆固醇清单》，同时也是一名健康博主，主持的《与吉米一起开启低碳生活》是目前播放时间最长的健康类节目。当我看到杰森·冯在断食方面取得的研究成果时，立刻想到与他合作，让更多人了解断食的价值。当时，我还不能时刻对断食保持热情。

国际玩笑？

十年前，当我第一次听说依赖断食改善健康状况的时候，心想这纯粹是胡扯。人生在世，干吗故意饿着自己？有谁会相信断食挨饿会是件好事？开什么国际玩笑？我知道很多人读这本书的时候都是这么想的。

我读了迈克·伊迪思博士的畅销书《高蛋白质饮食完全手册》之后，第一次了解到间歇性断食的概念，才知道断食会给我们带来这么多好处。从2006年起，伊迪思博士就开始撰写这部作品，书中介绍间歇性断食（IF）

不仅对减肥有非常好的效果，还有益身体健康。当时，定期断食对于减肥人士来说是非常前卫的思想，而且按照伊迪思博士的描述，这种方法似乎可行——你只需要在下午 6:00 到第二天下午 6:00 禁食就可以了。也就是说，其实，你每天仍然得吃东西，但是这种方法要求身体一次性断食 24 小时。

不得不承认，活了这么多年我都没有经历过这么长时间的断食，我真的很怀疑这套方法，尽管断食只是间歇性的。为什么怀疑？因为我喜欢吃，而且我的体重曾一度达到 410 磅（约 185 千克）。当然，变得那么胖是因为我吃了超多深加工的垃圾食品和含糖的碳酸饮料，基本上整天都在吃。之后我上了大学，20 多岁的时候结了婚，30 岁出头的时候，我养成了很多坏的饮食习惯，导致代谢严重失调。幸运的是，2004 年的时候，我偶然了解到低碳节食法，结果我在一年之内就减掉了 180 磅（约 82 千克），还停掉了治疗高胆固醇、高血压和呼吸困难的药物。我当时就想，我一定要把这种强效的节食方法分享给他人。于是，我就在网上开通了一个叫《低碳生活》的健康播客平台，向人们传授一些健康知识，鼓励引导他人走上健康生活之路。我写过几本书，办过几次巡讲，还和营养保健领域的一些最具影响力的知名人士交流过。这是我做过的最有意义的事，能将其作为自己毕生追求的事业我深感荣幸。

但是，尽管我的饮食习惯有所调整，但我还是控制不住自己对食物的热爱。所以我对间歇性断食法表示怀疑，因此好好研究了一下。不必说，在我尝试断食之前，必须得足够清楚。当我已经对断食有了一定的了解，身为一个坚信"世上无难事"的冒险家，我决定稍做尝试。可是，吉米啊吉米，你这是给自己找的什么事啊？！

初试断食

好吧，在我们尝到断食的甜头之前，我不得不承认它也有一些苦头。这次隔天断食体验（每隔一天断食24小时）对于我来说简直就是折磨！其实，这次断食总共只持续了4天19小时15分钟，也就是两个间隔，但像是过了一辈子！断食期间，我出现了一些失误，让这次断食变得更加艰难。在我跟大家解释之前，先跟大家分享一下我在第一次痛苦的断食体验中学到的一些东西：

1. 当时，我一直对咖啡因上瘾。断食的第一天很痛苦，因为我一整天都很头痛，尽管第二天头痛有所减轻。

2. 很长一段时间，我并不觉得饿。减掉180磅（约82千克）之后，我一直坚持不让自己感到饥饿，所以我没有重拾以前的坏习惯。（很讽刺的是，在低脂减肥阶段，我做的唯一一件事就是保持饥饿感。）现在，聆听身体的声音让我获益良多，因为美食对于我来说已经没有了从前的诱惑。

3. 饥肠辘辘导致吃多了。第二天断食结束时，我和妻子克里斯汀去啤酒牛排店吃了顿招牌菜，点的是上等的肋排。当时店家很忙，所以上菜的时间比平时晚了很久。我实在是太饿了，所以上菜之后马上就把餐盘一扫而光，狼吞虎咽地吃完一份肋排之后，迫不及待地想吃第二份，接着很快也吃完了，其实，当时我吃得已经差不多了，30分钟后，服务员又给我端上来一份，然后我又开始吃，可是吃到一半的时候，天哪，我竟然饱了！不仅仅是饱了，简直是撑得慌！以至于我不得不吃些"胃康灵"，躺了一会儿之后就回家了。当时真像只饿狼啊！

4. 足够的饮食对日常锻炼是非常重要的。断食第一天，我试图保持"空中漫步机"的锻炼强度和速度，但是根本做不到。通常我会把锻炼强度设定为13档，速度设定为13.68千米／小时，断食之后不得不把强度降到7档，速度降到11.27千米／小时，才能维持正常的锻炼时长。当然，这么做的后果就是消耗的热量也降低了。更糟的是，即使我当天吃饭了，还是感觉缺乏能量，直到断食结束之后才能慢慢恢复，而完全恢复体力和耐力要花费好几周的时间。

5. 当时，断食 24 小时对我来说是不可能的。断食第一天，因为没有摄取咖啡因，导致我一整天都头疼，以至于自己意识不到饥饿乏力。但是断食第二天，在办公室的时候，我整个人感觉头重脚轻，随时都要跌到。身体昏昏沉沉，好像要与世长别了一样。同事不停地问我身体怎么了，因为我看起来状态非常不好。

虽然我的断食实验没有持续一周，但是也不要觉得我软弱，这不只是我自己的原因，还有其他一些因素。

其一，我在断食期间喝无糖碳酸饮料，结果让我越来越饿，否则不会出现这种情况。其二，在断食期间，我没有摄入足够的盐分，导致身体虚弱、能量流失。其实，咸骨头汤会比无糖饮料更好一些，它不仅能够提供人体所需的电解质，还能让人有饱腹感。说到底，还是我的心态不够端正，刚开始的时候没有对科学断食进行全面的了解就贸然行事，而且当时没做好挨饿的准备，总之这次断食体验感觉好像半梦半醒。

这次断食的尝试在光影交错中破灭崩塌之后，我就没再想过卷土重来。但是在 2011 年的时候，罗布·沃尔夫等人给了我一些小小的鼓励，加上自己了解到其他一些间歇性断食方法，于是，我决定再试一试。

百尺竿头，更进一步

第二次尝试断食的时候，我的断食间隔达到 18 ~ 20 小时，这比断食 24 小时容易很多。其实，一天之内只在上午 9 点左右和下午 2 点左右吃两顿饭对于我来说还是很容易的，这样我的断食间隔就是从下午 2 点到第二天上午 9 点，算下来大概有 19 小时。有时候我会弄乱两顿饭的时间，第一顿饭推迟到中午 12 点才吃，然后到下午 3 点吃第二顿饭，这样相对自然一些，也让我感觉更加舒服。

但是，我还记得塞弗里德博士之前跟我说的，延长断食时间（扩展性断食）有助于强身健体。2009 年我采访他的时候，他声称每年断食一周有助于预防癌症。当然，大多数人都做不到这一点，或者更实际一点，他们不愿意这么做。但是我想亲自尝试一下断食一周是什么感觉。2011 年，随着我越来越习惯断食，我觉得可能是时候把断食时间延长到一周了。这次断食的时间更久，对于自己是否能坚持下来，当时我一点把握都没有，但是今天我很高兴自己终于摆脱恐惧来迎接这场期待已久的挑战。

当时，断食对于我来说已经越来越简单，除此之外，还有两个原因让我有自信尝试这次扩展性断食。第一个原因是，我的一位博客读者在听取了塞弗里德博士的建议之后，在一年之内进行了三次周断食，用以缓解自己的前列腺问题，他跟我分享了自己的体验，由此让我对周断食有了更透彻的认识。

其实，身体在断食和进食时获得的体验是一致的。原因是正常吃东西的时候会有饥饿感，而断食的时候同样会有饥饿感。换句话说，也就是断食和正常吃东西时体验到的饥饿感是一样的。然后，你肯定很疑惑，三小时之前吃过东西，到现在体验到的饥饿感怎么会和一周不吃东西体验到的饥饿感一样呢？其实，我们感受到的饥饿并不是真的饥饿，而是一种想要吃东西的冲动，不能当真。

很不可思议是不是？所以，如果我们能够正确地看待饥饿，在断食期间就更能抵抗美食的诱惑。我的这位读者把自己的体验概括得很简单，"断食帮助你收回饥饿感，使其不再支配你的饮食。"我觉得这句话非常值得大家学习。顺带提一句，这位读者断食一周之后，其前列腺疾病有了一定程度的缓解。这一点让我相信断食的确是一个很好的治疗方法。

驱使我下定决心尝试断食一周的第二个原因是，我了解到关于营养型多酮的诸多好处，而且断食和多酮可以配合得非常完美，就像培根配煎蛋一样。

如果你按照生酮食谱食用低碳水、轻蛋白、高脂肪的食物，断食会容易得多。低碳水和轻蛋白的饮食要求有助于控制人体的血糖和胰岛素水平，而且通过消耗足量的饱和或单一不饱和健康脂有助于控制饥饿感。可为什么酮类物质有助于断食的进行呢？接下来就是问题的关键所在：保持多酮状态有助于人体习惯于燃脂供能而不是耗糖供能，而这正是断食期间的供能方式，所以，如果你本身处于多酮状态，那么身体的供能方式则恰好是断食所需要的。

换个方式想一下：假如你现在身上的脂肪有 40000 千卡，但是糖类只有 2000 千卡。燃脂型人群一旦开始断食，身体会自然继续通过燃烧脂肪来提供能量，而耗糖型人群在开始断食时，身体在首先消耗完 2000 千卡的糖类后，就会引起饥饿感，最后达到消耗脂肪的程度。如果你属于后者，在断食期间感受到的饥饿感会更早、更强烈。这就是人体趋酮化（详见我的另一本书《生酮清单》）利于断食的原因，不论是间歇性断食还是扩展性断食。

我自己尝试周断食的时候，趋酮化程度还不高，但是我食用低碳水食物已经很长一段时间了，所以我确信自己的身体能够挺过扩展性断食。

扩展性断食之情形一：断食一周

2011 年 4 月 10 号晚上，我下意识地选择去做一件过去 40 年都不可能完成的事：我开始了为期一周的断食之旅，之所以刻意为之，就是为了看看自己会有怎样的表现。

所以当时很多人问我这么做是不是为了减肥，我给出的回答是"绝对不是"。我进行长期断食的主要目的是为了看看自己一周不吃东西会有怎样的感觉。

实话说，在此期间，我学到了很多难以想象的东西。

周断食带来的切身体验

断食的前三天简直比登天还难，因为我的身体仿佛一直在对我喊叫："快去吃点东西！"很多时候我的感觉都是虚幻缥缈的，仿佛一切都在放慢动作。但同时，我的思维却十分清晰，除了没吃东西以外，其他一切良好。而且，实话实说，断食的大部分时间，我的感觉都挺不错，第四天和第五天是我状态最好的时候，感觉好像能量忽的一下子恢复了，就像我听说的一样。但是，第六天一早，吃东西的强烈欲望再次袭来，与之抗争了一整天之后，到第七天，整个人瘫在教堂，靠圣餐救活自己，当时感觉糟透了，仿佛血糖已经降至极点，整个人浑身没有一点力气。断食最后一天下午 2:00 左右，我检查了自己的血糖水平，只有 2.5 毫摩尔 / 升，整个人站都站不稳，这时候我意识到，该终止这次断食了。

血糖反应与体重变化

断食期间，我并没有每天测量血糖，但是期间测的几次血糖都是 4 毫摩尔 / 升。当然，这低于正常值（5 毫摩尔 / 升左右），毕竟我没吃任何东西，不像往常吃低碳食物的时候。控制血糖，放松胰腺，减少产生胰岛素，对长期断食来说是很不错的理由。

断食前三天，体重几乎每天下降 1 磅，第四到第七天的时候每天下降好几磅。我这么做不是为了减肥，不过整个一周下来体重确实下降不少。后来我了解到，断食过程中会消耗大量人体储备的糖原。

日常锻炼

不管你信不信，断食期间我下定决心坚持日常锻炼，并且我做得比想象中好得多。我知道不能对自己要求太严格，我告诉妻子，一旦我感到头晕眼花或者有任何不适，就会停下来。即便如此，我还是打了两场排球赛，上了两次普拉提和瑜伽课，没出现任何问题。尽管在排球场上有些晕眩，我仍然发挥得很好，奔跑、跳跃、拦网都没问题。

个人排便

好吧，我知道讨论这个问题有点恶心，但这是断食体验的一部分。我预料到在断食的前两天会频繁造访卫生间，但是没想到最后几天还能排出许多"东西"，这就很奇怪了，毕竟这么多天我没吃任何东西，那排出来的是什么呢？这倒提醒了我，人体内有很多我们不知道的垃圾，而这次断食可以好好清理一下。

营养补充剂

整个断食期间，我一直在服用平常需要的营养补充剂，如维生素 D_3、镁、益生菌和其他多种维生素，这些补充剂已经成为我这么多年低碳饮食中的一部分。或许，我本可以将这些营养补充剂停用一周，但是我并没有这么做。

我是如何做到的

这是我第一次尝试断食超过 24 小时，所以，除了道听途说的一些信息以外，我根本不知道等着我的是什么。我面临的其中一项挑战就是如何避免不吃东西引起的一些症状，如头晕、嗜睡，就像我第一次尝试断食时经历的一样。第一次断食的时候，我喝了很多水，这对断食的人非常重要，但是我觉得自己需要的不止如此。所以除了喝水之外，我还喝了一些无糖饮料，以此度过断食期。尽管这次断食我不再喝无糖饮料了，可在当时它们的确起到了一定的作用。我明白，冯博士的意见有些不同（详见本书 137 页），而且这些饮料也可能是造成我第一次尝试断食如此艰难的一大因素，但是我们都需要这么一个过渡阶段。另外，我还使用了一些肉汤块来帮助平衡体内电解质。之后，我发现喝康普茶和咸骨头汤有同样的效果，还更益于身体健康。

他人的回应

最初，我在社交媒体上分享自己的断食体验时，其他人给出的回应算得上是这次断食体验中最令人震惊的部分了，从鼓励到讥讽，各种各样的说法都有，有人认为这种想法很棒，还为我加油打气；而有的人则说我是在自杀，还极力抨击我所主张的低碳生活；还有一些人回应说得好像我的断食体验跟胡扯一样！

如果我换种方式会怎么样？

我不会说，如果重新体验第一次周断食，我会把所有的安排都改了。体验过了就是体验过了，而且这次断食足以让我大开眼界。当时，我还想着如果实在饥饿难耐我就吃些椰子油，但是始终没有出现这种情况，而现在我忍不住想知道，如果我吃了椰子油或者其他东西，我的感受是否会有所不同。吃这些东西可能会让我感到饥饿，也可能不会。这让我开始思考如果日后再次尝试断食该做何调整和改良。

这次断食之后，我决定给塞弗里德博士本人写信。之前，我在巴尔的摩的肥胖症研讨会上见过真人，我决定断食一周正是受他的影响。当我告诉他我的事迹之后，他说他很高兴我从这次断食中"坚守"了下来。塞弗里德博士还向我解释称防癌断食或许只应该饮用蒸馏水而不能吃其他东西。另外，他很遗憾我没有测量血液中的酮含量——人体燃烧脂肪时的副产物。他猜测我血液中的酮类物质含量增加，由此帮助我经受一周的断食。

塞弗里德博士对我的断食试验印象很深刻，还把它列入了有关癌症研究的课本中，书名为《代谢性疾病——癌症：癌症的起源、管理及预防》。他在书中写道：

吉米·摩尔先生在播客视频中也谈到自己为时一周的断食体验。摩尔先生是一位知名的健康博主，主要向大家介绍低碳水饮食对健康问题的种种益处。他能够用非技术性的语言记录自己体会到的生理变化。尽管摩尔先生遵循赫伯特·谢尔顿所说的标准做法，但摩尔先生在断食期间额外使用了肉汤粉块。鸡汤粉块和牛肉汤粉块含有一些热量和盐分，这有可能阻碍了葡萄糖降至足以对肿瘤细胞产生最大代谢压力的最低点。然而，在断食期间，摩尔先生血液中的葡萄糖含量的确降到了对抗肿瘤的治疗范围。要记录肉汤粉块和其他低热量或低碳水食物在断食期间对血液中葡萄糖和酮类物质含量的影响，还需要进一步研究。尽管如此，对于癌症患者而言，能够从摩尔先生的播客中意识到断食无害也是很重要的。

虽然我并不是要劝每个人都像我一样进行长时间的断食体验，但是我的经历足以证明断食并没有像我们想的那么难，不仅如此，断食还给身体带来很多意想不到的好处。

断食与营养型多酮的完美结合

让我们快进到 2012 年，那时，我开始了为期一年的营养型多酮试验。吃一些低碳水、轻蛋白、高脂肪的食物，使得身体从最初通过消耗葡萄糖提供能量，转换成通过燃烧脂肪来提供能量。遵照塞弗里德博士的建议，在试验期间，我开始记录血液中的酮类物质含量。

在这次营养型多酮试验中，我本来没有打算进行断食的，但是我很快发现在酮试验的过程中，断食会自然而然地进行，尤其当我血液中的酮含量超过 1.0 毫摩尔时，更不想去吃任何东西。我记得试验最开始的几周，我的妻子问我最后一次吃东西是什么时候，我看看表，翻翻饮食日志，发现自己差不多已经 28 小时没吃任何东西了，我自己彻底忘了吃东西这件事，按照我往常的饮食习惯，这是绝对不可能的事情！

断食全明星　艾米·伯杰

我更希望自己的客户能够保持良好的饮食习惯，食用碳水含量低且富含多种营养的食物，并对脂肪的消耗适应一段时间之后再尝试断食。我觉得在你的身体还没有闹着要吃碳水化合物之前进行断食会更简单轻快。

自从我的身体转换了提供能量的方式，从消耗葡萄糖转换为燃烧脂肪，到现在，吃早餐—零食—午餐—零食—晚餐—零食—夜宵的饮食安排对我来说实在是太傻了。我本身不饿，为什么要吃那么多东西呢？我的身体清楚地告诉我不必如此沉迷食物无法自拔。在现代社会中，其实我们并非故意吃这么多食物的，食用足够热量的低碳水、轻蛋白、高脂肪的粗粮可以达到多酮的效果，同时能够支撑你断食 12～24 小时。

　　我这里主要讲的是，当我达到营养型多酮的状态时（也就是从耗糖型转变为燃脂型的状态后），断食对我来说就完全变成自然而然的一件事。当然，读这本书的很多人都没有使用生酮食谱，也没有追求营养型多酮的状态，那也还好（但是你应该使用，因为对身体更好）。冯博士已经通过断食疗法成功控制了很多本身没有达到多酮状态的糖尿病患者，也帮很多肥胖患者减轻了体重。但是，对我自己而言，在达到多酮状态之前的断食体验非常困难，而在营养型多酮试验之后，断食就变得轻松自然。

　　为期一周的断食体验真实地向我展示了酮类物质的力量，能够使我在断食期间保持活力、舒适的状态。即使最开始断食的时候，我的身体并没有达到多酮的状态，但是断食期间，身体不断燃烧脂肪，产生酮类物质，这种感觉真的很棒。但是要牢记自己的底线——一旦你断食几次之后，习惯了断食，它就会变得很自然，并且你应该不会感受到饥饿或者不适。而本书提供的建议会帮你度过最初的几次体验，我承认这个过程很困难，但是困难不等于不可能，我的第一次断食体验很糟糕，但是现在断食于我而言轻而易举，而且感觉很棒。我唯一能告诉你的是，自己去尝试，看看会发生什么。一天24小时、每周7天甚至每年365天都不用去考虑饮食的事情简直是莫大的解脱。

　　如果在间歇性断食期间感到饥饿或者不适该怎么办？饿了就吃点东西啊！这又不是在搞火箭科学实验。断食前两天感到饥饿或不适是很正常的，但是轻微不适和"要是不吃点东西我非咬掉别人的头不可"这种不适是截然不同的。如果感觉体内能量一去不复返，或者饿到连自己都不认识的时候，不要硬撑，结束这次断食，吃点东西，差不多一周以后再尝试。断食本身不该让人感到痛苦不堪。

　　当然，根据我的博客读者分享的内容来看，真正的饥饿感和我们想到的饥饿感大相径庭。其实，可悲的是，大多数人都不去聆听身体发出的声音，反而只是出于习惯、为了舒服、因为无聊或者其他原因吃很多原本不需要的东西。这一点非常重要，可以帮助你明确自己是否要去尝试断食。

　　如果你之前从未尝试过断食，那么，整整 24 小时之内不吃任何东西听起来是件非常折磨人的事。你的身体已经习惯了在一天当中的特定时段吃些东西，还会发出一些不怎么明确的信号：该吃点东西了。过去我常常把这种信号当作真正的饥饿感，但其实并非如此。相反，这只是身体内部的生物钟试图让你保持正常而又熟悉的饮食规律。但是，这就意味着我们要在虚假的"饥饿"信号袭来的时候屈服于饮食的欲望吗？过去的我会屈服，但是经验和智慧已经教会我断然说"不"。

　　2004 年以前，我的体重一度达到 400 磅（约 180 千克），不管我吃多少东西，我一直都感觉很饿。控制饥饿感，意识到真正的饥饿是什么感觉，对于我来说是巨大的成功，并且这些年来我一直都在坚持。

　　多亏了营养型多酮，很多像我一样的人都能轻松做到一天两餐，甚至一天一餐，如此一来，我们就能轻松地度过断食阶段。但现在我要告诉你的是，选择断食还需面临诸多社会交际的挑战。如果你的亲友想要聚餐，而这时候你正在进行一次扩展性断食，很多人遇到这样的情况就不知道如何是好了，你肯定不想在聚餐中表现得十分无礼，组织聚餐的人也不想去怀疑自己做错了什么。记住，这种场合并不是为了吃东西，而是为了联络感情。这种情况下，要把注意力放在联络感情上，尽量让他们面对着自己喜欢的东西，无论什么都行。大多数人基本上不会注意到你没在吃东西，如果说他们注意到了，也是他们的问题，而不是你自己的问题。当然，最好是把自己的断食计划安排在庆祝活动或者重大事件之前或者之后，避免期间需要聚餐与之产生冲突。比如，不要在生日聚会或者某人的婚礼前三天开始一项为期一周的断食计划。但是如果平常一时冲动之下临时决定的聚餐，尽量让自己表现得正常点，好好陪陪小伙伴，不要紧盯着食物。

扩展性断食之情形二：断食三周

2012 年和 2013 年，正式测试生酮食谱成功之后，使我对营养型多酮有了更深的思考，由此，我认为有必要再次尝试断食。当然，对于间歇性断食，我已经不必继续"试水"——实际上我每天都在进行间歇性断食，因为多酮状态下断食更容易，所以我决定进行时间更久的断食，想看看自己能不能断食超过一周。2015 年 9 月，我和杰森·冯见了一面，谈话中我了解到，他一直通过各种断食方案来治疗患者的疾病，目前已经帮助上万名患者改善了他们的健康状况。由此，断食超过一周的想法成功激起了我的好奇心。这次我有可能一次性断食 21 天吗？

2015 年 9 月，我只准备了水、康普茶、咸骨汤，就开始了为期 21 天的断食，每天摄取的热量不到 200 千卡。技术上讲，这并不算是纯粹的断食，因为期间我有摄取少量热量，冯博士建议我只在断食期间饮水，这样取得的效果最好。我每天都会在自己的《观测镜》频道分享着自己的断食进程。意料之中的是，我的体重急剧下降，血糖水平也随之飞速下滑，直到 4 毫摩尔 / 升，甚至降到 3 毫摩尔 / 升的时候也没有表现出血糖过低的症状。同时，我检测了自己血液中酮类物质的含量，起初，酮类物质的含量非常少，但是断食开始后就快速上升，到第四天的时候，已经超过了 2.5 毫摩尔 / 升，而且这次断食不像之前的一次，期间我感到精神愉悦，充满活力，实在是出乎我的意料！

断食第一天对我来说非常轻松，因为采用生酮饮食法之后，我早已习惯于断食 24 小时。第二天是最艰难的，想要吃东西的欲望比我以往感受到的都要强烈。但是第二天过后，神奇的事情发生了：断食变得出奇的简单！或许不吃东西对于我来说已经太简单了。

人们通常认为，如果不吃东西，时间越久就会越饿，其实，这种固有的饮食观念根本不是真的。事实上，我敢说断食几天之后，你就会认为这是一件再正常不过的事情。而当你不去考虑吃什么、什么时候吃、在哪吃以及其他与食物有关的一切社会习俗时，就可以腾出时间，放松下来去做其他事情。你会意识到吃东西的紧迫感和强烈欲望来自心理感受而非生理需求。

所以，我尝试断食 21 天的试验进行得怎么样了？最终，我总共断食了17.5 天，只是因为断食期间的一次旅行带给我了一些意外的压力而不得不将其终止。试验第 15 天的时候，我和妻子陪同朋友前往南卡罗来纳州默特尔比奇度假，到第 17 天晚上的时候，我的肠胃咕噜咕噜地怪叫了 45 分钟！因为当时快要睡觉了，我决定等到第二天早上看看自己还会不会感到饥饿。但是，第二天的时候我还是感觉很饿，所以这次断食就没再继续进行下去，比我原本设定的目标少了几天。但是我听从了身体的声音，这对断食而言一直都是至关重要的。

到了不该断食的时候马上停下来不是什么大事。原本我一生之中可能最多连续断食一周，而这次断食的时间几乎是它的三倍，这让我感到非常振奋。但是最终我不得不停止试验，说明压力的影响有多么大。所以，现在我开始采取一些积极的措施来减少生活中的压力——冥想打坐、减少上网、加强锻炼以及日常按摩都有所帮助。由于几年前的营养失衡导致我有严重的胰岛素抵抗，所以我认为压力可能对我有严重的影响。如果我能弄清这一健康难题，以后我可能写一本名为《压力解答》的书。敬请期待！

断食全明星　罗布·沃尔夫

断食是一种压力。无论它来自本能的反应（有益的压力），还是潜在的危害（有害的压力），很大程度上都是由于生活中的其他压力源在起作用。

不出所料，断食期间我的体重下降了 19 磅（约 8.6 千克）。但这并不完全是我进行断食的初衷。最吸引我的一点是，断食之后的一个月，我再次测量体重，还是比断食之前轻了 16 磅（约 7.3 千克）。这简直太酷了！而且，因为只要谈到健康指标的时候，自己就像个呆子，所以，在这次断食前后我都对血液进行了检测，以便查看影响断食的原因。其中的一些结果都在意料之中，但是还有一些数据完全出乎我的意料。下表就是我在断食前后记录的血液测量指数：

	断食前	断食后
胆固醇总量	295	195
低密度脂蛋白–胆固醇（LDL-C）	216	131
高密度脂蛋白–胆固醇（HDL-C）	61	50
甘油三酯	90	68
低密度脂蛋白–粒子数（LDL-P）	2889	1664
低密度脂蛋白–微粒子数（Small LDL-P）	1446	587
脂蛋白a（Lp(a)）	441	143
空腹胰岛素	13.9	10.0
高敏C反应蛋白（hsCRP）	1.6	0.94

　　表中的多数数据都与心血管健康有关，包括高级胆固醇测试数据。（更多胆固醇相关数据详见 2013 年出版的《胆固醇解答》一书。）但我要在这里对表格中的数据进行解释，仔细查看表格中的数据，你有没有发现其中一项内容较为突出？没错，就是胆固醇总量。断食不到三周的时间里，胆固醇总含量下降了 100 个点，根本不需要使用任何降低胆固醇的药物（如他汀类药物）。患者通常被告知药物是降低胆固醇水平、预防心脏病的唯一途径，而我们现在所说的断食完全不需要使用药物就可以降低胆固醇量。

　　断食期间,我血液中的高密度脂蛋白 – 胆固醇（HDL-C,被称为"良性"胆固醇）不出所料地从 61 下降到了 50。生成 HDL-C 的基本物质就是脂肪，尤其是饱和脂肪。所以，当你不消耗任何食物的时候，HDL 自然会下降。但是胆固醇总量的下降大部分来自低密度脂蛋白 – 胆固醇（LDL-C），从 216 下降到 131，但是这并不能完全说明为什么我的心脏健康有所改善。相比药物治疗，断食给我带来了一些前所未有的影响。

高级血脂测试，也称为核磁共振亲脂性试验，可以确切地显示出低密度脂蛋白的粒子数目以及粒子大小。最开始断食的时候，我血液中的低密度脂蛋白 – 粒子数（LDL-P）为 2889，低密度脂蛋白 – 微粒子数（small LDL-P，有害的低密度脂蛋白）为 1446。而在断食之后，两项指标分别降至 1664 和 587，这说明健康问题有了极大的改善。但是测试结果中最令人震惊的数值变化可能还得是脂蛋白 a［Lp（a）］，它是导致心血管疾病的一大风险因素。最开始，我的 Lp（a）含量为 441（一直都这么高），而断食之后直线下降到了 143，这充分说明了断食的医疗效果。

最后的两项指标是空腹胰岛素和高敏 C 反应蛋白（hsCRP，重要的炎症指标）。好消息是，断食之前这两项指标的数据并不差，只是在断食之后变得更好了。空腹胰岛素下降了将近 4 个点，而 hsCRP 的含量几乎下降了一半。

总之，这些数据显示，这次断食三周的体验非常成功，但是，一切并没有到此为止。

扩展性断食之情形三、四、五：断食一周、循环断食和断食一个月

2015 年 10 月中旬，我又断食了一周，想看看健康指标是否会产生相同的变化。有意思的是，我的血糖水平再次下降到了 5 毫摩尔 / 升，体重下降了 13.4 磅（约 6 千克）。然而，结束断食之后体重又反弹了回来。可能我的体质需要断食更久才能看到稳固的减肥效果。

接下来的一次断食是在 2015 年 12 月，我试着断食一段时间，再恢复正常饮食一段时间，然后再重新断食，周而复始，形成循环，来看看这种方

式会对自己产生什么影响。我断食了 6 天之后开始进食，4 天之后，再断食 5 天，然后再进食 13 天，然后再断食 4 天，最后结束这个循环。做出一些改变是很有意思的一件事，但是这次断食之后我没有看到与断食三周同样的结果。我的血糖和血酮含量一直都没有降到我在扩展性断食中所期望的水平。即便如此，我的体重仍然下降了 18.2 磅（约 8.3 千克），一个月后等我重新测量，我仍然比断食之前轻了 5 磅（约 2.3 千克）。但是，我又有了新的想法，这也将是我的断食试验中最具争议的一个。

2016 年 1 月，我打算断食整整一个月。这很可怕，但是经过之前的那次扩展性断食之后，我倍受鼓舞，所以，我打算试上一试。这一次，我觉得使用双能 X 射线吸收法（DXA）对我的身体进行扫描，来查看我在断食期间的身体变化会非常有意思。社交媒体上的一些粉丝担心我会在这次断食试验中失去大量肌肉，所以我在这次为期一个月的断食前后分别对身体进行了 DXA 扫描，基本都是即时产生的结果。

这次断食进行得非常顺利，我的血糖得到了很大的改善，再次下降到了 4 毫摩尔 / 升的水平，而血酮含量再次超过了 2.5 毫摩尔，我整个人感觉好极了。实际上，断食第 11 天的时候，我决定每小时检测一次血糖和血酮含量，以便查看其中的变化。检测结果如下页中的表格所示。

这些数据实在是让人为之一动，当时，尽管我已经连续 11 天没有进食了，但是一整天的状态都令人感到不可思议。

第 13 天的时候，我把断食稍微暂停了一下，因为我要开车前往弗吉尼亚陪伴我妻子的家人。这一次，应激障碍又把我折磨得够呛，我的断食能力也因此付出了代价。幸运的是，暂停断食一天之后我又重回正轨，而且进行得很顺利，但是，三天之后又不行了，因为我需要开车带妻子回家，因此外界压力又导致断食再次暂停。旅途中，饥饿、疲惫仿佛巨石般不断袭来，真是百感交集，我知道自己需要忽略这些感受，所以在第 16 天的时候，我又吃了些东西，然后第 17 天的时候接着断食，此后，我又断食了 6 天，在第

22 天的时候暂停了最后一次，然后度过了断食的最后 9 天。算下来，2016
年 1 月的 31 天中我总共断食了 28 天。

尽管由于我偶尔需要暂停断食导致血糖和血酮含量忽高忽低，最终我仍
然减掉了 22.4 磅（约 10 千克），之后的一个月仍然有 14 磅（约 6.4 千克）
没有反弹。

时间	血液葡萄糖	血酮	消耗的食物
上午7:30	66	3.1	–
上午8:30	67	3.1	–
上午8:45	–	–	康普茶
上午9:30	72	3.9	–
上午10:30	70	2.9	–
上午10:30	–	–	鸡骨咸汤
上午11:30	73	2.9	–
下午12:30	71	2.6	–
下午1:30	70	3.8	–
下午2:30	68	4.3	–
下午3:30	79	3.8	–
下午4:30	71	3.7	–
下午5:30	72	4.2	–
下午6:30	68	3.9	–
下午7:30	60	4.7	–
下午8:30	62	4.5	–
下午9:30	74	3.7	–

那么，DXA 扫描的结果是什么样的呢？这就很有意思了。扫描的结果
显示我通过断食减掉了 10 磅（约 4.5 千克）的脂肪，另外 10 磅按照扫描
的结果来看是"瘦体组织"，也就是通常所说的肌肉。减掉的这些肌肉都是
人体主干区的，而四肢的肌肉却有所增加。后来我跟冯博士讨论了这一结果，
他的解释是有可能 DXA 扫描法错把器官组织中减掉的脂肪当成了肌肉。也
就是说，我减掉的很有可能不是肌肉而是内部器官周围的脂肪——这其实是
非常好的一件事。

然后，我重新回归了自己的低碳生酮饮食法，两周之后再次进行了 DXA 扫描。

之前显示的由于断食而丢失的瘦体组织怎么样了？丢失的每一磅所谓的肌肉重新回到了断食之前的水平。我这么做只是为了说明这些检测手段只是工具，不能全信，更不应该让它们误导自己。其实，断食 28 天之后，我并没有丢失任何肌肉，这是非常了不起的！大众眼中断食的副作用完全没有出现。（关于断食减肌的荒诞说法，冯博士在本书 60 页给出了详细解释。）

结论：断食爱好者

目前，我仍在调整自己的断食方案，考虑到我可能需要更长时间的断食才能获得最好的效果，而且，根据以往的断食经验来看，我最好不要在有压力的时候尝试断食，即使这种压力是某种愉悦的刺激。旅行会对长期断食产生干扰（如果旅程在 4 小时以内的情况下，我可以轻易地开展间歇性断食），类似的还有一些打破常规的活动，比如写书或者参加会议等。这是我在断食体验中学到的重要一课。

如果你现在深受鼓舞，想要亲自尝试断食，那就去行动吧，我支持你！即使你最开始只是跳过了午餐，慢慢地，你就能够连续断食几天，而且会取得很棒的效果。下面的第一部分由冯博士为大家详细讲述断食的所有好处，但是，我只想说，如果你饱受肥胖和 2 型糖尿病的困扰，断食绝对会对减肥和降血糖有意想不到的效果。我自己亲眼见证过，即使当时我还对断食持有怀疑态度。

我明白，一段时间之内不吃任何东西可能是一项真正的挑战。在现代社会中，这显得尤为困难，因为我们可以随时随地获取食物。但是如果你能反时代而行，远离食物、远离饮食，即使只是非常短的一段时间也好，看看自己到底能做到什么程度？不要去想一些你觉得可能会发生的状况，相反，试着用心去体验，看看到底会发生什么。我没有说断食一定会解决所有的肥胖和健康问题。这肯定不是一个万能的疗法。但是断食可能是让你能够重新掌控健康的最可行的手段之一。这应该是我们所有人为之奋斗的目标！

断食明星面对面

阿贝尔·詹姆斯

阿贝尔·詹姆斯是《纽约时报》评选出的畅销作家和全能通才。他在ABC电视台担任名人教练，《人物》杂志、《连线》杂志、《今夜娱乐》和《美国国家公共电台》都刊登过他的专栏或播放过他的专题报道。作为一名播主，他的播客《燃脂达人》在超过8个国家的播放量都是第一。目前，阿贝尔已经运用尖端科学、户外锻炼和珍馐美食，帮助数百万人重获健康，表现出最佳状态。

阿贝尔曾为联邦政府做主旨发言，为常青藤大学开办讲座，为财富500强企业（包括微软、丹纳赫和洛克希德·马丁等公司）提供咨询，曾被《极大网》提名为"2015与2016年度健康与健身领域最具影响力的100人"。

在达特茅斯学院担任荣誉高级研究员时，阿贝尔开创了自己的课程，专门讲述脑科学、音乐和科技方面的内容。之后，他在《音乐之脑》杂志上发表了自己的研究论文，这让其成为非常畅销的杂志。

他同样是一位作词人，会弹奏多种乐器，曾在写作与表演艺术方面斩获多个奖项，如"杰出歌曲创作成就奖"。

阿贝尔和妻子生活在得克萨斯州的奥斯汀。浓咖啡和奶酪蛋糕是他的最爱。

艾米·伯杰

艾米·伯杰，人体营养学硕士、执业营养专家、营养治疗师，是《阿尔茨海默根治妙方》一书的作者。作为美国空军的退伍军人，她特别喜欢使用低碳生酮饮食法治疗神经疾病（如创伤性脑损伤）及改善 2 型糖尿病与肥胖等的代谢条件。

艾米按照健康和营养专家主张的所有"正确方法"尝试减肥健身，经过多年的实践之后，并没有达到预期的结果。艾米发现很多传统的低热量、低脂节食和锻炼方法并没有达到应有的效果。不断追求营养和生理健康的过程中，她了解到，很多情况下，现在许多我们认为的"健康饮食"都是对大众的误导，而且是彻头彻尾的错误。

经过艰难的探索了解到这些内容之后，艾米开始致力于告知大众真正的健康不需要一直挨饿，也不用拼命健身。不论男女，都不能只靠菜叶为生。登录 http://www.tuitnutrition.com/，查看艾米的私人博客，了解更多精彩内容。

迈克尔·鲁西奥博士

迈克尔·鲁西奥博士帮助人们找到生病的原因，并且找到自然康复的途径。他诊治的病人来自全国各地，他通过使用实验室研究得出的天然药物疗法来帮助各种患者克服健康问题，收获健康生活。访问 http://DrRuscio.com/，获悉更多内容。

伯特·赫林

伯特·赫林，医学博士，是日常间歇性断食的先行者，1995 年首次尝试间歇性断食，后来经过进一步研究，于 2005 年推行第一本断食指南《5 小时饮食法》，与大家分享日常断食的益处，以及开启日常断食之旅的方法。

伯特博士主要关注现实生活中的断食方法，服务对象是那些与孩子、工作等现实生活密切相关的正常人，他致力于为那些锻炼时间低于 8 小时 / 天的人群找到合适的节食方法，如果实验研究持续时间较短（只进行几周）且实验结果只关注实验鼠，而人只作为被观察对象，伯特则会保持高度怀疑的态度。

对于短时减肥法，伯特博士同样不感兴趣。这种方法可能一时有效，但是如果你不能坚持，这些方法并不能真正融入生活。他希望通过必要的工具来武装人们的生活，以对抗文化驱动下的过度饮食，从而帮助他们定制一种低成本的生活方式，达到平衡的健康状态并使之长期发挥作用。

健康远不止于饮食，伯特博士研究的问题也不止于此。想要了解更多内容，请查看伯特博士的 TED 演讲《今天我是否感到充实？》（播放量超过235000 次），或访问网站 http://www.bertherring.com/。

梅甘·拉莫斯

梅甘·拉莫斯在与冯博士一同创办强化膳食管理项目之前，曾作为一名医学研究员与其一同工作了 16 年。

托马斯·N·塞弗里德

托马斯·N·塞弗里德，波士顿大学生物学教授，1976年于伊利诺伊大学厄巴纳分校获得基因与生物化学哲学博士学位。本科就读于新英格兰大学，并于近期获得该校的杰出校友成就奖，于伊利诺伊州立大学获得硕士学位，耶鲁大学医学院神经学科博士后研究员。越战期间，托马斯·塞弗里德在美国陆军第一骑兵师中表现出色，获得无数奖牌表彰。

另外，他还收到美国石油化学家协会、美国国立卫生研究院、美国神经化学学会和美国癫痫学会生酮饮食特别兴趣组等不同组织的奖项和荣誉，曾担任国家泰萨联合疾病协会科学咨询委员会主席，现于《营养与代谢》《神经化学研究》《脂质研究杂志》和《ASN 神经科学》等多家杂志与出版社编委会担任高级编辑。塞弗里德博士有超过170篇经过同行评议的出版物，是《代谢疾病——癌症：癌症的起源、管理和预防》一书的作者。访问PubMed（http://www.ncb.nLim.ni.gov/pubmed/），查看塞弗里德博士同行评议出版物的完整列表。

马克·希森

马克·希森是畅销书《原始蓝图》和《原始蓝图食谱》及高级健康与健身博客 MarksDailyApple.com 的作者。他还是"原始厨房"公司的创始人，该公司致力于设计、制造和分销由清洁蛋白质和健康脂肪制成的无糖健康美食。

罗布·沃尔夫

罗布·沃尔夫，曾经是一名研究型生物化学家，同时是《纽约时报》畅销书《史前方案：原始人类饮食》的作者。他师从《史前饮食》的作者洛伦·科登教授，并通过 iTunes 播客（播放量排名第一）、书籍和研讨会的形式向人们介绍自己的节食方法，从而改变了全世界数十万人的生活。

罗布一直是《营养与代谢》杂志的评论编辑，是营养与运动训练杂志《绩效清单》的共同创始人，与他人合办"北加州力量与健身训练"健身房，入选美国《男性健康》30 强。他还是海军特种作战防灾计划的顾问；专业保健公司、《史前函数》和《史前杂志》的董事会成员/顾问。

罗布曾是加利福尼亚州举重冠军和业余拳击手，最高级别的体育赛事运动教练，是综合格斗、摩托车越野赛、划船和铁人三项比赛的奥林匹克运动员和世界冠军的赛事顾问。罗布为 NASA、海军特种作战部队、加拿大轻步兵和美国海军陆战队组织提供营养和健身方面的培训。

如今，罗布和妻子妮基以及女儿佐伊和萨根一起，生活在内华达州的里诺市。

Part 1

·
·
·
·
·
·
·
·

第一部分

断食是什么？断食为什么有益健康？

第1章
断食是什么?

　　提及断食作为肥胖和 2 型糖尿病的一种治疗方法,总会让人满眼疑惑。挨饿? 这就是解决问题的方法? 你是打算让人挨饿来治疗疾病? 不,根本不是。我不是要让人们挨饿,我是要让他们断食。

　　断食与挨饿是完全不同的两个概念,其中关键的一点是:自制。挨饿是无意识的断食,既不是刻意为之,也不是自行控制。感到饥饿的人并不知道何时何地会吃下一顿饭。挨饿的情况在缺少食物的战争和饥荒期间比较常见。而断食则是为了身心健康或其他原因有意为之——你手中有充足的食物,但是却选择不吃。不论你的理由是什么,总之,断食是自愿的,这是与挨饿的主要区别之处。

　　挨饿与断食不应被混淆,二者也不应互换使用。断食和挨饿处于世界的两极,就好像你跑着玩和狮子追着你跑一样,有着本质的区别。挨饿是外力产生的压迫,而断食可以在任何时间进行,可以是几小时,甚至可以是几个月。你可以选择在任何时间开始,任何时间结束,不论你的理由是什么,或者根本不需要理由。

　　断食没有标准的时长——因为断食只是不进食,严格来说,任何时候不吃东西都算断食。比如,今天晚饭以后到明天的早饭之前,期间就是大概 12 小时的断食。从这种意义上来讲,断食应该被看作日常生活的一部分。想想"早餐"一词的英文"breakfast",可以理解为"to break fast——终止断食",

而这是我们每天都需要做的。这个词本身在无形之中承认了断食,它根本不是某种残忍异常的惩罚方式,而是我们每天都在进行的活动,即使有时候持续的时间很短;它并不是件怪事,而是日常活动的一部分。

有时候我会把断食称为减肥的"古老秘方"。为什么?因为断食绝对是一种可以追溯至几千年前的古老方法,这一点,我们将在第二章详细讨论。断食伴随人类的整个历史,比任何其他节食方法都要古老,但是断食怎么会是"秘方"呢?

尽管断食已经被实践了几千年,但是它作为一种饮食疗法,早已被遗忘。其实,这种方法并没有书籍资料记载。倒是少有的几个网站专门发布有关断食的内容,但是几乎没有报刊涉及断食的内容,即使提到也只是引起大家的怀疑。这就是一个隐藏在众目睽睽之下的秘密。事情怎么会这样?

通过广告的力量,大型食品公司潜移默化地改变了大众对于断食的看法。人们不再将其视为一种净化身体、有益健康的传统,反而将其视为一种令人恐惧而且无论如何都要躲避的事物。断食对于商业而言尤为不利,毕竟如果人们不愿意吃东西,销售食物就会非常困难。自然而然地,断食逐渐成了某种禁忌。如今,营养方面的"权威人士"都声称少吃任何一顿饭都会对健康造成可怕的影响。

一定要吃早饭。

每天都要多吃零食。

晚上睡觉前应该吃零食。

一定要吃饭,一日三餐不能断。

电视、报纸、书籍,到处都在传播这些信息。一遍遍听到这些信息让人产生一种错觉——这些说法都是经过科学证明的,正确无误且不容置疑。然而事实正好相反。持续进食与健康的体魄之间没有任何联系。

有时候，所谓的权威人士极力说服你不去断食，因为他们认为断食会令你被饥饿吞噬。在他们的恐吓下，你手头随时准备着零食，手机里保存着美食食谱，准备随时消灭饥饿感。但问题是，我们真的有那么饿吗？如果我们不吃就真的会被饥饿吞噬吗？不，这是根本不可能的，事实恰恰相反。

断食全明星　马克·希森

我阅读过大量文章，讲述断食的抗衰老功效，但是自己对于断食一直跃跃欲试却又犹豫不决，担心会减掉大量宝贵的肌肉。后来，在一趟飞往国外的航班上，由于没有食物供应，导致我从前一天晚上到第二天下飞机都没有吃任何东西，我被迫进行了一次为时 36 小时的断食，结果我仍然精力饱满、头脑清醒。这次经历之后，我开始进行各种断食试验，看看自己究竟能断食多久（实际上，断食期间我并没有非得吃东西的感觉）。后来，我发现断食可以维持很长一段时间。我还意识到断食并没有使我减掉大量肌肉，也没有因此失去力量，这对我来说至关重要。

你可以断食吗？当然可以。几千年来，全世界有数百万人都进行过断食。

断食是否有害健康？绝对不是。实际上，断食对健康非常有益。

断食能够减肥吗？如果你一天之内不吃任何东西，你觉得自己能瘦下来吗？断食当然可以减肥。

断食是一种简单有效、灵活可行的减肥方法。问一个孩子怎么减肥，他很可能回答你：少吃几顿饭。所以问题出在哪儿？当你断食的时候大型食品公司和制药公司都没法赚钱，所以别人都不想让你发现减肥的古老秘方。

日常断食,一去不返

在 20 世纪 70 年代,普通美国人通常每天要吃三顿饭——早饭、午饭和晚饭,期间不吃任何零食。根据全国健康和营养调查(NHANES)收集的数据显示,当时,人们每天平均只进食三次。如果我们放学后偷吃零食,会有什么后果呢? 很可能挨上一巴掌,还会受到责备——"现在吃零食,晚饭还吃不吃了?"我生活在 20 世纪 70 年代,所以我对这些情况记忆犹新。

一般情况下,人们在早上 8 点的时候吃早餐,中午 12 点的时候吃午餐,下午 6 点的时候吃晚餐。算下来,我们在一天之内的饮食阶段有 10 小时,剩余的 14 小时都处于断食状态,由此在饮食与断食之间达到平衡。你猜怎么着? 那个时候的肥胖问题和 2 型糖尿病根本没有像现在这么严重。

再看今天的情况,我们不再禁吃零食,反而鼓励人们多吃,虽然这种鼓励并不都是显性的,不论大人还是小孩都吃零食。有些人甚至认为吃零食有助于减肥,因为他们认为这样可以让他们在吃正餐的时候少吃一些,这实在是无稽之谈,试问哪次吃饭不是吃到撑才停下来呢? 以我儿子的饮食安排为例,他早晨睡醒之后吃早饭,在学校上课的时候,课间休息时吃零食,中午吃午饭,放学后吃零食,晚上吃晚饭,饭后踢足球中场休息的时候吃零食,睡觉前可能还会吃零食,算下来一天要进食 6 ~ 7 次! 这在今天绝对算是正常情况。NHANES 给出的数据显示,如今,普通人平均每天要进食 5 ~ 6 次。

如此一来,现在我们每天的饮食阶段有 16 ~ 18 小时,断食的时间只有 6 ~ 8 小时。我们饮食和断食的时间是非常不平衡的,所以,肥胖成为流行病也就不足为奇了。

我们吃东西时，身体有什么反应？

当我们吃东西时，我们从食物中摄取的能量比我们当时实际消耗的能量要多，所以未消耗的能量需要储存起来以备后续之需。但是我们的身体是怎么判断何时需要将能量转化成脂肪存储起来的呢？这就涉及我们身体里的一种激素——胰岛素，吃饭时，我们摄取的碳水化合物，也就是糖类物质，以及蛋白质都会刺激人体产生胰岛素，进而在胰岛素的指挥下将热量转化成脂肪，而摄入体内的脂肪的刺激效果则小得多，但人们通常不会单吃脂肪。

胰岛素有两个主要的功能：

一、胰岛素帮助身体及时消耗食物能量。碳水化合物被人体吸收后迅速转化为葡萄糖，致使血糖升高，在胰岛素的作用下，葡萄糖能够直接进入人体的大多数细胞，并将其作为能量来源；蛋白质分解为氨基酸后被人体吸收，而多余的氨基酸也可能转化为葡萄糖。蛋白质不会使血液葡萄糖增加，但是会使胰岛素的含量增加。不同的蛋白质有不同的效果，许多人了解到蛋白质能够像碳水食物一样刺激人体产生胰岛素之后都感到非常惊讶。然而，脂肪很少会刺激人体产生胰岛素，而是直接被人体吸收。

二、胰岛素帮助人体储存多余的能量。储存能量的方式有两种。葡萄糖分子可形成叫作糖原的长链，然后储存在肝脏内。然而，依靠这种方式储存为糖原的葡萄糖分子有限，一旦达到限度，人体就将剩余的葡萄糖转化为脂肪。这一过程即为"脂肪新生"（字面意思就是"产生新的脂肪"）。

新产生的脂肪可能存在肝脏中或者人体皮下。将葡萄糖分子转化为脂肪比储存为糖原更加复杂，而且产生的脂肪没有上限。

我们断食时，身体有什么反应？

我们断食时消耗能量的过程刚好跟吃东西时储存食物能量的过程是相反的。胰岛素含量下降时，给身体发出消耗体内能量的信号。糖原（储存在肝脏中的葡萄糖）是最容易获取的能量来源，肝脏中储存的糖原足够提供24小时左右的能量。然后，身体开始消耗脂肪内储存的能量。

所以你看，身体存在的状态只有两种——饮食状态（胰岛素含量较高）和断食状态（胰岛素含量较低）。我们要么储存食物能量，要么消耗食物能量。如果饮食和断食达到平衡，则体重不会增加。

然而，如果一天之中大部分时间都处于储存能量的状态（即饮食状态），过段时间之后，体重就会增加。我们需要做的就是通过增加消耗食物能量（即断食状态）的时间使身体重新恢复平衡状态。

正如断食生理学领域的权威专家乔治·卡希尔常说的，从饮食状态转化至断食状态需要经历以下几个阶段：

1. 进食状态：当我们摄取食物时，体内的血糖含量上升，胰岛素含量上升，使葡萄糖进入细胞内，为其提供能量。多余的葡萄糖形成糖原储存在肝脏内，或者转化成脂肪。

2. 摄取食物后（开始断食的6～24小时）：这时，体内的血糖和胰岛素水平开始下降。为给身体提供能量，肝脏开始分解糖原，生成葡萄糖。储存的糖原可供消耗24～36小时。

3. 糖质新生（断食后24～48小时）：这时，储存的糖原已经耗尽。肝脏通过氨基酸产生新的葡萄糖，这一过程称作糖质新生（字面意思就是"产生新的葡萄糖"）。在健康人群中，葡萄糖含量下降，但是保持在正常范围内。

4. 生酮阶段（开始断食后的2～3天）：较低的胰岛素水平引起脂解反应，即通过分解脂肪产生能量。甘油三酯，是一种脂肪储存能量的分子，可分解为一个甘油主链和三个脂肪酸链。甘油用于糖质新生过程，这样一来，前面提到的脂肪酸可以留下来合成蛋白质。脂肪酸可以为体内的多数组织提供能量，除了大脑组织。身体利用脂肪酸产生酮体，酮体能够跨越血液与大脑之间的屏障，为大脑提供能量。断食4天后，大脑消耗的能量中，大约有75%来自酮体。产生的酮体有两种形式：β-羟基丁酸酯和乙酰乙酸，断食期间可增加70多倍。

5.储存蛋白质阶段（断食后的5天）：较高含量的生长激素用以维持肌肉组织和瘦体组织。基本代谢过程所需的能量基本全部由脂肪酸和酮类物质提供。甘油通过糖质新生过程产生血液葡萄糖。去甲肾上腺素（肾上腺素）含量增加，防止代谢率下降。蛋白质转换量正常，但是并不产生能量。

本质上来讲，我们这里所讲的是身体从"耗糖供能"转换为"燃脂供能"的过程。脂肪是身体储存的食物能量。当食物供应不足时，储存的能量自然释放出来，用以填补空缺。身体提供能量时不会轻易消耗肌肉，除非所有的脂肪耗尽。（关于这一点，详见第三章中的内容。）

需要强调的一点是，这些反应机制完全是自发的正常反应。食物短缺一直是人类历史中很自然的一部分，我们的身体逐渐进化，以适应旧石器时代的生活。否则，人类这个物种不会幸存下来。激活这些反应机制不会对人体健康造成伤害，除了营养不良的状况（如果你本身营养不良，就不应该继续断食，当然，极度断食也会造成营养不良）。身体没有处于"关闭"的状态，只是改变了获取能量的来源，在激素的作用下，由消耗食物转变为燃烧脂肪，以适应断食过程。

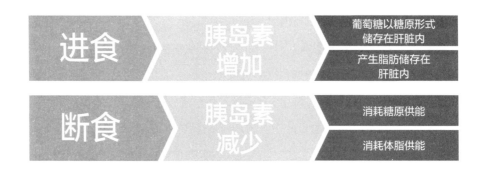

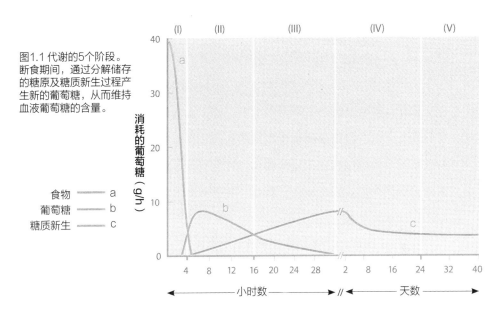

图1.1 代谢的5个阶段。断食期间，通过分解储存的糖原及糖质新生过程产生新的葡萄糖，从而维持血液葡萄糖的含量。

食物 ——— a
葡萄糖 ——— b
糖质新生 ——— c

	进食状态（Ⅰ）	摄取食物后（Ⅱ）	糖质新生（Ⅲ）	生酮阶段（Ⅳ）	储存蛋白质阶段（Ⅴ）
血液葡萄糖来源	食物	糖原糖质新生	糖质新生糖原	糖质新生	糖质新生
消耗葡萄糖的组织	全部组织	除肝脏之外的所有组织；肌肉和脂肪组织消耗葡萄糖的比率下降	除肝脏之外的所有组织；肌肉和脂肪组织消耗葡萄糖的比率处于第二和第四阶段之间	大脑、红细胞、肾髓质；肌肉消耗少量葡萄糖	大脑消耗葡萄糖的比率下降；红细胞、肾髓质
大脑供能的主要来源	葡萄糖	葡萄糖	葡萄糖	葡萄糖、酮体	酮体、葡萄糖

胰岛素水平下降

断食会影响身体内多种激素水平，其中影响最大的就是导致胰岛素水平下降。无论吃什么食物都会造成胰岛素水平在一定程度上增加。精加工的碳水化合物刺激人体产生的胰岛素含量最多，而脂肪类食物则最少，但两者都会使胰岛素含量上升。所以，减少胰岛素含量最有效的方法就是不吃任何食物。

断食的最初阶段，胰岛素和血液葡萄糖水平下降，但通过分解糖原及糖质新生的过程使之保持在正常范围内。糖原消耗完之后，身体开始转换供能方式，通过燃烧脂肪产生能量。断食越久，胰岛素下降越多。

正常情况下，胰岛素水平下降导致胰岛素的敏感性提高。胰岛素敏感性低、抵抗性高是治疗 2 型糖尿病所要解决的根本问题，同时，也与其他很多疾病紧密相关，如：

心脏病

中风

阿尔茨海默病

高胆固醇

高血压

腹型肥胖

非酒精性脂肪肝（脂肪肝疾病）

多囊卵巢综合征

痛风

动脉粥样硬化

胃食管反流病

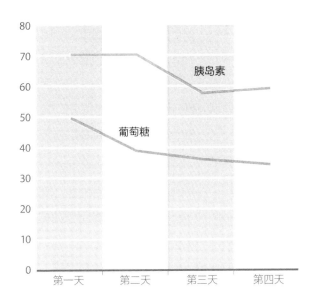

图1.2 4天以上的扩展性断食导致胰岛素和血糖水平下降。

胰岛素

葡萄糖

第一天　　第二天　　第三天　　第四天

阻塞性睡眠呼吸暂停

癌症

降低胰岛素含量也能帮助人体排出多余的盐分和水分。众所周知，胰岛素会导致盐分和水分潴留在肾脏中。这就是为什么低碳饮食常常有利尿的功效——实际上，低碳饮食最初下降的体重都是排出的水分。这种利尿效果有利于减轻腹胀，使人体感觉更加轻松，有时甚至会有降低血压的作用。

电解质保持稳定

电解质是人体血液中的某些矿物质，包括钠、氯、钾、钙、镁、磷等。为了保持健康状态，身体将血液中的这些矿物质严格控制在一定范围内。在对断食的长期研究中并没有发现电解质失衡的情况——断食期间，身体自带的反应机制使电解质水平保持稳定。

钠和氯：这两种矿物质主要来自盐。人体每天需要摄取的食盐含量非常低，大多数人的用盐量都超出好几个数量级。短期断食时，不必担心体内盐分耗尽；长期断食（超过一周）时，肾脏能够重新吸收并保留身体所需的大部分盐分。但是，多数情况下几乎不需要补充盐分。

钾、钙、镁、磷：断食期间，钾元素的含量会有所下降，但仍然维持在正常范围内，钙、镁、磷的含量保持稳定。骨骼中含有大量这类矿物质，达到人体总含量的99%。正常情况下，人体会通过排便流失一部分矿物质，但是，断食期间，排出的矿物质含量达到最小化。然而，处于孕期和哺乳期的妇女和儿童需要不断补充这些矿物质，所以不建议进行断食。

其他维生素和矿物质：日常服用复合维生素补充剂能够满足人体所需。事实上，我们在整个断食期间的感觉非常棒。

在一次断食研究中，断食者在研究人员的监督下只通过补充水分和维生素完成一次长达117天的断食试验，经证实发现，血清电解质、脂质、蛋白质或氨基酸含量在断食期间保持不变。此外，研究人员发现断食者在长期断食期间几乎不会产生饥饿感。

肾上腺素增加，新陈代谢加快

很多人认为断食一段时间之后会让他们感到疲惫乏力。然而，绝大多数人的反应恰恰相反：断食期间，他们感觉精力充沛、精神饱满。

部分原因在于断食期间身体仍然会消耗能量——通过脂肪而不是通过食物获取能量。但也因为肾上腺素的作用，使得人体释放储存的糖原并且促进脂肪的燃烧，使血糖含量升高。肾上腺素增加，引起机体兴奋，刺激新陈代谢。实际上，研究表明，断食4天之后，静息能量消耗增加12%。断食不会使代谢减缓，反而使代谢加速。

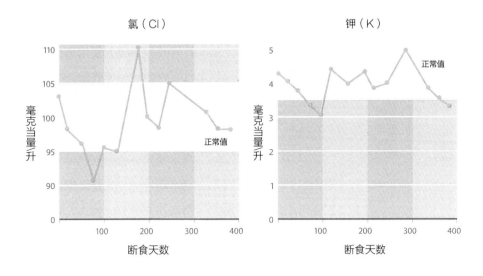

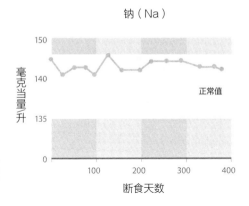

图1.3 扩展性断食期间，电解质水平保持稳定。

生长激素增加

人类生长激素是由垂体产生的。顾名思义，生长激素对于儿童和青少年的成长发育非常重要。生长激素在青春期达到峰值，然后随着年龄的增长逐渐下降。成人生长激素水平过低会导致体脂增加，肌肉量减少，骨密度降低（骨质减少）。

生长激素以及皮质醇和肾上腺素都是反调节激素。这些激素给身体发出信号，增加葡萄糖含量——抵消胰岛素的影响，产生更多的血糖。反调节激素在人体苏醒之前的凌晨4点钟左右达到峰值，从而使血糖含量增加（夜间下降）。增加的激素为即将到来的一天做好准备，产生更多葡萄糖用来提供所需能量。

生长激素还通过提高关键酶（如脂蛋白脂酶和肝脂酶）的水平来提高脂肪供能的利用率。因为燃烧脂肪会降低耗糖率，所以，这有助于维持血糖稳定。

衰老带来的许多影响很可能是由于生长激素水平太低。提高衰老人群体内较低的生长激素，有显著的抗衰老作用。一项随机对照试验发现，试验对象中的男性经过为期6个月的外源性生长激素补充之后，瘦体组织（骨骼和肌肉）增加了8.2磅（约3.7千克），而脂肪组织减少了5.3磅（约2.4千克），女性的结果类似。

然而，外源性生长激素——不是自身产生的生长激素——会产生副作用。血糖可升至糖尿病前期的水平，同时血压也会上升，而且理论上会增加罹患前列腺癌及心脏疾病的风险。鉴于这些原因，医生很少会为患者注射人造生长激素。但是，如果我们能使体内生长激素自然增加呢？

膳食能够有效抑制生长激素的分泌，所以如果我们每天吃三顿饭，相应地，当天体内的生长激素就不会增加。更糟糕的是，暴饮暴食抑制生长激素的水平高达80%。

刺激人体自然分泌生长激素最有效的方法就是断食。在一项研究中，超过5天的断食，体内的生长激素增加了一倍还多。断食期间，除了每天清晨时体内生长激素正常增加（脉冲性），一天之中的其他时间也会有规律地分泌生长激素（非脉冲性）。断食期间，两种分泌方式都会增加。有趣的是，低热量饮食并不能引起同样的生长激素反应。

一项为期40天的宗教性禁食研究发现，生长激素水平从基本值0.73纳克/毫升增加到峰值9.86纳克/毫升，增加了1250%，整个过程没有使用任何药物。1992年的一项研究显示，经过两天的断食之后，人体内的生长激素增加了 5 倍。

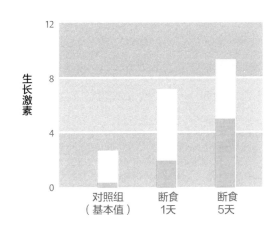

图1.4 断食使体内生长激素显著增加。

脉冲性
非脉冲性

对运动员的好处

这些激素的变化对运动员来说尤为有利。

一、这些激素变化带来的生理效应是在断食期间维持瘦体组织，这对运动员来说有非常重要的影响。二、尽管相关研究不多，但是较高的生长激素水平可以缩短高强度锻炼的恢复时间。肾上腺素增加有助于提高锻炼强度，使身体恢复时间更快。许多优秀运动员对"断食辅助训练"越来越感兴趣。

早期许多倡导"断食辅助训练"的都是运动员，二者绝非偶然。这项运动尤其需要高强度训练和极低的体脂。《吃，不吃》的作者布拉德·皮隆和推广了《断食强肌法》的马丁·伯克汉都是健美运动员。

健康饮食的重要性

当然，断食不是万能的——健康饮食仍然很重要。

现代医学面临的最大挑战就是各种代谢疾病：肥胖症、2型糖尿病、高血压、高胆固醇、脂肪肝，统称为代谢综合征。出现上述任何一种疾病都会大大增加患心脏病、中风、癌症和过早死亡的风险。而代谢综合征的根源在于现在越来越普遍的饮食方式：富含糖类物质、高果糖玉米糖浆、人工香料、人工甜味剂，以及过分依赖精制谷物。

保留传统饮食方式的社会并不会遭受代谢紊乱的折磨。本书侧重讲述传统饮食方式的一个特定层面：间歇性断食。当今社会人们几乎已经将其抛之脑后。但是，这只是其中一步。为了达到最佳的健康状态，仅仅运用断食是不够的，还必须关注健康的饮食习惯。

"健康饮食"并不意味着……

人们倾向于将健康饮食简单地定义为大量营养元素的某些组合。大量营养元素只有三种：碳水化合物、蛋白质和脂肪。专家推荐的许多"健康"饮食都具体规定了这三种元素的含量——比如，旧版的《美国饮食指南》建议脂肪的热量控制在整体热量的30%。不幸的是，包装食品上广泛使用的营养和热量标签更助长了这一观念。

尽管这种建议看起来很科学，但其实没有真正的根据。对于很多以大量营养元素为基础的饮食指南而言，其基本假设就是所有脂肪相同，所有碳水化合物相同，且所有蛋白质也相同。但这明显是错误的。特级初榨橄榄油与含有反式脂肪的人造黄油虽然都是纯脂肪，但是却不相同，我们的身体对这两种物质的反应也截然不同；野生鲑鱼中的蛋白质不同于高精制谷蛋白（即谷物中的蛋白质）；糖类中的碳水化合物不同于花椰菜和甘蓝中的碳水化合物；白面包不同于白芸豆。我们的身体代谢这些食物的方式不同，且可以被轻易检测出来。

热量也是同样的道理。规定热量限度的饮食指南无意之中也等于承认所有的热量都是相同的。但是，同样是 100 千卡，蔬菜沙拉并没有巧克力曲奇饼的增肥效果。

依照大量营养素饮食指南或食物热量限度指南来决定吃什么吃多少，这使现代人们的饮食变得复杂了许多。我们所吃的不是特定比例的脂肪、蛋白质和碳水化合物，我们吃的是食物。某些食物的增肥效果相对更大。因此，最好的建议是专注于吃本身，而不是吃某些特定的食物或特定的营养。

因为居高不下的胰岛素水平是所有代谢综合征的病因，所以弄清食物刺激身体产生胰岛素的原因对于代谢疾病患者而言非常重要。当然，谈到降低胰岛素水平时，断食就是你的最终武器——由于所有的食物都会在一定程度上刺激人体产生胰岛素，因此，降低胰岛素的最佳方法就是不吃任何东西。但是，我们不能无休止地进行断食，所以，在降低胰岛素水平的时候需要遵循几条简单的规则。

食用未加工食品

人类进化到今天的程度，很多食物都不会对健康产生不良影响。因纽特人的传统饮食中有很多动物产品，也就是脂肪和蛋白质。冲绳人等其他人群的传统食物都以谷物蔬菜为基础，也就是碳水化合物。但是两类人从前依赖传统饮食的时候都没有遭受代谢疾病的困扰，反而在饮食西化后，罹患代谢疾病的频率增加。

人类目前还没有进化到摄取精加工食物的程度。食物在加工过程中，大量营养元素、膳食纤维和微量营养元素之间自然平衡的状态完全被破坏。例如，通过加工小麦粒，除去所有的脂肪和蛋白质之后就得到了几乎只含碳水化合物的面粉，小麦粒是天然未加工的食物，而面粉不是。小麦经过研磨获取的面粉非常精细，大大加快人体吸收碳水化合物进入血液中的速度。其他大多数加工谷物也是同样的问题。我们的身体经过进化，可以处理天然未加工的食物，而摄取加工食物则可能导致疾病。

想象一下，一辆华丽的红色法拉利跑车停放在公路上，然后我们除去它的车门和车轮，换上自行车轮胎和卡车上卸下的蓝色生锈大门。经过我们的"加工"之后，还是原来的车吗？根本不是。

含有碳水化合物的食物本身并不是不健康的。当我们改变这些食物的天然状态，并且大量食用加工后的食品时，问题就来了。对于加工脂肪而言，也是同样的道理。通过加工，将相对无害的植物油转化为包含反式脂肪酸的脂肪，如今人们已经意识到这些有毒物质的危害。

天然的食物是有生命的或者是从地下长出的，本身就应该获得人们的认可。脆谷乐麦片不是从地下长出来的食物。如果是放在包装袋或包装盒里的食物，或者标明营养含量的食物，我们应该尽量避免食用。真正的食物，不管是花椰菜还是牛肉，都没有营养标签。

健康饮食的秘诀在于：食用真正的食物。

减少食用糖类和精制谷物

虽然我们鼓励禁食所有加工食品，但是，由于多种原因，完全避免是不可能的。所以，识别出深度加工食品对于我们来说非常重要，这样我们就知道应该禁食哪些食物了。

对于每个人而言，尤其是代谢疾病患者，最重要的是禁食糖类和精制谷物，如精加工的小麦粉制品或者玉米粉制品。这些食物比其他食物更容易长胖，即使它们含有相同的热量，这就是低碳饮食有助于减肥的原因。

食用更多天然脂肪

几十年来，脂肪被认为是饮食中最大的敌人。（在第 5 章中，我们将讲述更多关于低脂饮食与减肥之间的误解，在第 8 章讲述更多关于低脂饮食与心脏健康之间的误解。渐渐地，健康权威人士认识到脂肪遭遇的不公平对待。实际上，尽管"健康脂肪"这一术语曾被认为是自相矛盾的说法，如今它已经成为生活中公认的事实。含有大量单不饱和脂肪的食物，如橄榄油、坚果和鳄梨，这些曾经都是需要禁食的食物，而现在被认为是"高级食物"，因为它们很健康。经证明，食用富含脂肪的鱼类，如野生鲑鱼，可以降低心脏病的患病风险。而且，越来越多的证据表明天然饱和脂肪，如肉类和乳制品同样对身体无害。

减少食用人造脂肪

但并不是所有的脂肪都是无害的。部分氢化的植物油，如起酥油、油炸食品、人造奶油、蛋糕和饼干等烘焙食品中的氢化油脂包含反式脂肪，而我们的身体并不能很好地消化这些脂肪。反式脂肪会使低密度脂蛋白 – 胆固醇（有害）增加，而使高密度脂蛋白 – 胆固醇（有益）减少，从而增加心脏病和中风的患病风险。

玉米油、葵花籽油和菜籽油等深度加工的植物油都曾被认为"有益心脏"。例如，玉米油很容易被误认为是天然脂肪。但是，玉米本身其实并不是天然富含油脂的食物。超市里能买到的一瓶便宜玉米油差不多需要加工几吨的玉米。而最近的研究数据表明，这些油脂饱含炎性 ω-6 脂肪。尽管一些 ω-6 脂肪是人体必需的，但数据显示，我们现在摄取的 ω-6 脂肪是过去的 10 ~ 20 倍。当我们摄取的 ω-6 脂肪与 ω-3 脂肪（存在于一些富含脂肪的冷水鱼、坚果和种子中）失衡时，就有可能引发全身的炎症，而这是心脏病、2 型糖尿病、炎性肠病和其他慢性疾病的一种诱因。

多食用健康脂肪、禁食氢化油脂及精制植物油等人造脂肪都是获得健康的关键。

良好的营养基础可以被总结为以下几个简单的原则：

食用未加工食物。

禁食糖类。

禁食精制谷物

食用富含天然脂肪的食物。

平衡进食与断食

各种断食方式

提到断食，有很多种方式，并没有唯一正确的一种。绝对的断食需要杜绝所有食物和饮料。这种断食可能出现在宗教禁食中。期间，日升之后、日落之前不能摄取任何食物和水分。

医学上的断食结合了断食和脱水。这使绝对断食更加困难，并且使断食的时长限定在相对较短的时间内。为了健康起见，并不建议进行绝对的断食。伴随的脱水不会为身体健康带来任何益处，而且使断食的难度增加，同时，医疗并发症的患病风险也随之增加。

之后，本书将介绍多种不同的断食方案。间歇性断食既可以是短时的（少于 24 小时），也可以是长时的（多于 24 小时）。扩展性断食（三天以上）也很安全，具有减肥和其他健身效果。

我们将在第 10 章详细讲述断食的"最佳方案"，但是，总体上，我们鼓励在断食期间多喝不含热量的饮品（水、茶、咖啡）和富含营养的自制骨汤。

断食的整体效果

如果断食产生潜在的副作用怎么办？葡萄糖含量增加怎么办？血压升高怎么办？患癌风险升高怎么办？这些情况都不会出现。实际上，断食的效果与之恰恰相反——断食有降低葡萄糖、降低血压、降低患癌风险的效果。而且，断食促使生长激素增加，从而为人体带来诸多益处。

断食并不会令人感到疲惫，不会消耗肌肉，也不会像挨饿一样让你忍不住蜷缩在沙发上。

相反，断食能够激发人体自身生长激素的抗衰老作用，而不会产生人造激素带来的任何问题。在接下来的几章，我们将深入了解断食如何帮助减肥（第5章），如何帮助治疗控制2型糖尿病（第6章），如何帮助激发脑力、延缓衰老（第7章），以及如何帮助改善心脏健康（第8章）。断食产生的诸多效益不需要服用任何药物、补充剂或付出其他成本。

第2章
断食简史

从人类进化的角度来看，一日三餐、零食小吃不是生存和健康所需。现当代之前，食物供应是不可预测的，而且极不规律。旱灾、战争、虫灾、疾病流行都限制了食物生产。季节更替同样使得食物供应无法保障：夏季和秋季时，水果蔬菜产量丰富，但是春冬时节蔬果短缺。有时候，几周甚至几个月都见不到食物。

自从人类社会发展出农业，饥荒逐渐减少，最终完全消除。然而，古希腊等古老文明发现，周期性断食本身大有益处。在这些古老文化中，随着人们逐渐摆脱不愿经历的饥饿，取而代之的是自愿进行的断食，或被称为"清洁"，或被称为"排毒"，又或者是"净化"。古希腊最早的历史记载中，人们对断食的力量有着坚定不移的信仰。实际上，断食是世界上最古老、最普遍的传统疗法。

早期尝试者

早期主张断食的一位倡导者是科斯岛的希波克拉底 [1]。在他有生之年，

---

[1] 希波克拉底（约公元前460年—前370年）为古希腊伯里克利时代的医师，被西方尊为"医学之父"、西方医学奠基人。

人们逐渐意识到肥胖是一种逐渐演变的重病。希波克拉底曾在作品中写道，"天生肥胖的人比瘦削的人更容易猝死"。他建议人们在治疗肥胖的过程中应该饭后运动、食用健康脂肪含量高的食物，"而且，应该每天只吃一顿饭"。也就是说，在当时，即使每天断食 24 小时，也被认为对于治疗肥胖是非常有益的。这再次证明希波克拉底是值得我们尊敬的，他也认识到身体锻炼和食用大量健康脂肪可以为健康生活带来诸多好处。

古希腊作家和历史学家普鲁塔克 ① 对这些观点做出了回应。他认为，"现如今最好通过断食，而不要通过药物来治疗疾病"。古希腊著名思想家柏拉图和他的学生亚里士多德也是断食的坚定拥护者。

古希腊人认为可以从大自然中观察到医学治疗，因为人类像大多数动物一样，在生病时自然会避免进食，所以他们认为断食是一种自然的疾病治疗方法。其实，断食可以被认为是一种本能，因为所有动物，包括狗、猫、牛、羊以及人类，在生病时都会避免进食。想想你患上流感或者感冒的时候，你可能根本就不想吃东西。所以，断食可以说是人类处理各种疾病时普遍存在的一种本能。断食根植于人类文明，伴随人类发展的整个历史进程。

古希腊人同样认为禁食有助于提高心智和认知能力，而且，他们还意识到在禁食期间可以更好地解决各类难题。这很容易理解，想想你上次在享受了一顿感恩节大餐之后，是觉得精力充沛、思维敏锐，还是觉得昏昏欲睡、反应迟钝呢？恐怕大多数人都会感觉很疲惫。一顿大餐之后，血液分流到身体的消化系统，用以处理摄取的大量食物，而脑部血液供应减少。结果呢？可能会感到有点犯困。现在想想自己几小时没吃东西的时候，是否感到昏昏欲睡、精神迟钝呢？并不见得。你更有可能感到知觉敏锐，并且完全适应环境。

---

① 普鲁塔克（约公元 46 年—120 年）罗马帝国时代的希腊作家、哲学家、历史学家，以《比较列传》（又称《希腊罗马名人传》或《希腊罗马英豪列传》）一书闻名后世。

这并非偶然，在旧石器时代，我们需要集中智力，保持机警，依靠敏锐的感官来寻找食物。当食物缺少时，我们自然会变得更加警觉，精神更为集中。

历史上其他智力超群的伟人也极力拥护断食。德国籍瑞士医生和毒理学的创始人帕拉塞尔苏斯[1]有一句至理名言："只要剂量足，万物皆有毒。"他以批判的思维观察自然，为现代科学方法奠定了基础。他的诸多发现使医学发生了革命性的变化。作为一名军医，他拒绝将牛粪涂抹在伤口上的传统处理方法，反而坚持要保持伤口清洁，保护受伤部位；他还反对放血的常规医疗方法。他没有遵循这些常规做法，而是开创了临床诊断，并且应用特定治疗方法。他还是一位才华横溢而富有变革性的科学家，他认为："断食是治疗疾病的最佳方案——人体内部自带的医生。"

本杰明·富兰克林，美国的开国元勋，因其博学多识而闻名于世。他是一位杰出的科学家、发明家、外交家和作家，同时还是医学方面的天才，他曾在自己的作品中写道："最好的药物是休息和断食。"

最后要提到的还有马克·吐温，美国最著名的作家和哲学家，曾写道："一点饥饿感对普通病人来说比最好的药物和最好的医生更为有效。"

现代社会中的断食

有趣的是，19世纪末20世纪初，专业断食人员进行断食只是为了消遣。有人断食30天，期间饮用大量自己的小便。弗朗茨·卡夫卡的短篇小说《饥饿的艺术家》就是基于这种实践写成的。这在当时成为一时的狂热，不久之后又销声匿迹了，随后再也没有兴起过，我猜想其中的原因可能是看着别人

---

[1] 菲利普斯·奥里欧勒斯·德奥弗拉斯特·博姆巴斯茨·冯·霍恩海姆，自称"帕拉塞尔苏斯"（1493年—1541年）。出生在瑞士苏黎世，是文艺复兴初期著名的炼金师、医师、自然哲学家。他开创了新的学科，当时称之为医疗化学，就是把医学和炼金术结合起来的一种新的医学化学科学。

绝食的确算不上什么消遣。

20 世纪初，断食开始出现在医学文献中。《生物化学期刊》在 1915 年刊登的一篇文章将断食描述为"肥胖患者减肥的良方，而且绝对安全无害。"然而，在贫困潦倒、战争猖獗、传染病肆意横行的年代，肥胖问题根本不像现在这么严重。两次世界大战及中间的大萧条年代，食物严重短缺，肥胖问题在当时并不是当务之急。

20 世纪 50 年代末，W·L·布鲁门博士重新让人们燃起了将短期断食作为医疗手段的兴趣，但是对于更长时间的断食，医学文献中也有较为完整的记载。L·C·吉利兰博士在 1968 年发表的一篇论文中讲述了 46 位患者的断食经历，通过为期 14 天的标准断食，开始了自己的减肥养生之路。

1965 年以后，人们对于医疗性断食的兴趣似乎又有所减弱，主要因为肥胖还不是大众健康的主要问题。当时，冠心病是危害人们健康的主要疾病，而营养研究主要关注膳食脂肪和胆固醇。而且，当时商业观念也逐渐普及，如你所料，大型食品公司不会让任何人阻碍其发财之路，因此，断食作为一种饮食的辅助方法，再次从公众的视野中消退。尽管断食是一种低脂、低热量、低碳的饮食方法，但是到 20 世纪 80 年代，断食几乎完全退出了历史舞台。

断食全明星　艾米·伯杰

纵观人类历史的大多数时期，人们不能保证全天都有足够的食物供应。间歇性断食有可能是人类进化的一部分，而且，我们的身体和大脑很可能已经适应了阶段性缺少食物的情况。

在 21 世纪的今天，因为我们全年有充足的食物供应，所以为了达到治疗疾病的目的，我们必须努力强迫自己不吃东西。

第3章
打破断食的谬论

尽管在历史上断食被广泛推行过，但是现如今大多数人从小就被告知断食的诸多危害，而这些纯属杜撰。说的人多了，也就被当成了绝对的真理。一些常见的谬论有：

> 断食就是"挨饿"
>
> 断食消耗肌肉
>
> 断食导致低血糖
>
> 断食导致过度饮食
>
> 断食使身体丧失营养
>
> "疯了吧"

尽管这些谬论在很早以前就已经被证明是错误的，但是它们仍然存在。大多数人误认为断食有害健康，而事实恰恰相反——断食对健康有很多好处，接下来的几章，我们将逐一探索。在此之前，首先让我们检验一下这些谬论。

谬论1：断食就是"挨饿"

"挨饿"一词就像个神秘的妖怪，吓得我们总是担心错过任何一顿饭。

为什么少吃一顿饭就这么不好呢？我们换个角度考虑一下，假如我们每天吃三顿饭，那么一年也就是一千多顿饭，我们想想，一年当中断食一天，也就是一千顿饭中少吃了三顿就会对人体造成不可挽回的伤害，这不是很可笑吗？

"断食就是'挨饿'"的观念认为，人体在断食期间代谢水平严重下降，身体基本处于"报废"状态。我们可以通过观察基础代谢率（BMR）来检验这个观念，BMR测量我们身体正常运作时燃烧的能量值——肺部呼吸、大脑运转、心脏跳动以及肾脏、肝脏和消化系统的运作，等等。我们每天消耗的热量并不是用于运动锻炼，而是为人体的基本运作供能。

BMR并不是某个固定值，而会随着环境的变化增加或者减小，变化量≤40%。例如，青春期的时候，我几乎没患过感冒，即使在 $-30℃$ 的条件下滑雪，我仍能保持温暖。我的身体通过消耗大量热量保持体内温度，所以我的BMR值很高。随着年纪越来越大，我发现自己不像以前那么能够忍受寒冷了，也不像青春期的时候吃那么多了，我的BMR值下降了，所以身体的基本运作不像以前消耗那么多能量。这也就是大多数人所说的，随着年龄的增长，代谢水平下降。众所周知，很多"雪鸟"在衰老之后从寒冷的美国东北部和加拿大地区退回到佛罗里达和亚利桑那等温暖地区，其实也是因为这个原因。

各项研究已经充分证明，热量下降会导致BMR值大幅度减小。在相关研究中，每日热量摄入的基本值约为2500千卡，如果一段时间内将每日热量摄入量持续控制在1500千卡以下，会导致BMR减少25%到30%。另一方面，在过量饮食的研究中，研究人员要求受试对象食用超过常量的食物，结果显示BMR值随之增加。

代谢水平下降一般会使我们感到寒冷、劳累、饥饿、没有活力——我们的身体基本上不消耗任何热量，以此来保持能量，使我们保持温暖，保证活动。从体重的角度来讲，代谢水平下降就像是双重诅咒。首先，限制热量摄入的节食让我们感到很不舒服，更糟的是，因为在节食期间我们每天消耗的热量减少，所以很难达到减肥的效果，而且即使减掉一定的体重也会更容易反弹回来。这就是大多数低热量节食存在的主要问题。

假如你正常情况下每天食用 2000 千卡的食物，缩减到 1500 千卡 / 天。你的身体监测到自己不可能一直承受这种亏空的状态——脂肪最终会耗尽——所以人体会提前做好规划，减少能量消耗，最终导致 BMR 值减小。这已经在 20 世纪被反复试验证明过了，关于这一点，我们将在第 5 章详细讲述。由于这种日常限制热量的"饥饿"效应广为人知，许多人都以为断食同样会导致 BMR 值减小，甚至更为严重。

幸运的是，事实并非如此。断食并没有像低热量节食那样控制每日的热量摄入，你可以在断食结束后正常饮食，这样身体并不会接收到"能量亏空"信号，也就不会降低身体的 BMR 值。从人类进化的角度思考，也可以证明这一点。如果短期断食使代谢水平下降，人类这种生物就不可能存活到现在，想想人类在历史上经历的一次次饥荒，循环往复，周而复始，旧石器时代漫长的冬天，没有食物的日子数不胜数，生一次病，就会因为代谢水平下降，导致身体极度虚弱，生过几次病之后，就会因为太过虚弱而不能打猎捕食，然后就变得更加虚弱，形成恶性循环，如此一来，人类这一物种将不能生存。所以，我们的身体不会因为短期断食就变虚弱。

其实，在断食期间，代谢水平不降反升，这从生存的角度来讲是说得通的。如果我们不吃东西，我们的身体使用储存的能量供能，这样我们就有力气找到更多的食物。人类并没有进化到需要每日三餐的状态。

当摄取的食物为零（断食）时，人体 BMR 值显然不能降为零——我们需要消耗一些热量来维持生命。相反，体内激素促使人体由耗糖供能转换为燃脂供能。毕竟，脂肪不是用来看的，当没有食物供应时，可以将脂肪作为能量来源——这就是我们携带脂肪的原因。通过"食用 / 燃烧"自己的脂肪，当消耗的能量增加时，"食物 / 能量"供应也大幅增加。

多项研究充分证明了这一点。其中一项研究中，试验对象每隔一天断食一次，持续进行 22 天，结果显示 BMR 数值基本不变。而在此期间，并没有产生所谓的饥饿感。脂肪氧化率（脂肪燃烧率）增加了 58%，从 64 克 / 天增加到 101 克 / 天；碳水化合物的氧化率下降了 53%，从 175 克 / 天下降到 81 克 / 天。这意味着身体已经开始转换供能方式——从耗糖供能转化为燃脂供能，所提供的能量整体没有下降。

另一项研究中，持续断食 4 天使身体由耗糖供能转化为燃脂供能，BMR 值随之增加了 12%，神经递质去肾上腺素（也叫去甲肾上腺素，帮助身体进行各项活动）的水平增加了 117%，使能量供应维持在较高的范围，而血液中的脂肪酸含量增加了 370%。

图3.1 断食期间能够维持基础代谢和运动量。

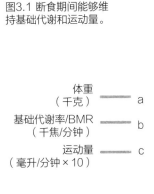

体重
（千克） ——— a
基础代谢率/BMR ——— b
（千焦/分钟）
运动量 ——— c
（毫升/分钟×10）

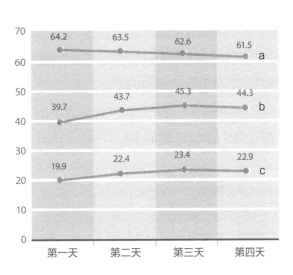

断食全明星　　伯特·赫林博士

多数人固有的"断食不健康"的反应，很大一部分原因在于市场鼓励消费者购买更多食物的结果。每年市场都投入大量广告费用，试图说服消费者，他们不是在购买食物，而是在规避风险，保证健康。

某品牌巧克力花生糖产品在 2015 年推行的一项活动就很好地说明了这一点：巧克力棒上标注的文字——"瞌睡""烦躁""不安"等词——暗示我们需要通过消耗食物来克服身体的种种不适，基本上是在宣称巧克力棒有焕发精神的效果。

我们将在第 5 章详细探索身体储能供能的方式，现在我们只需要知道断食期间身体依然运作良好，这是我们生来就有的特质，我们的身体不会因此"报废"，也不会由此感到饥饿。

谬论2：断食消耗肌肉

关于断食长期存在的一个误解，就是"断食消耗肌肉"，说的是如果我们不吃东西，身体就会马上通过消耗肌肉来提供能量，而实际上，这是根本不存在的。

人类经过进化可以在断食期间存活。我们将食物能量储存为脂肪，而没有食物供应时又反过来通过消耗脂肪来提供能量。另一方面，只有当体脂非常低的时候（少于 4%，可以对比马拉松运动员的体脂，优秀男运动员的体脂只有 8%，而女运动员的体脂要更多一些），身体才会因为别无他选而开始消耗肌肉，在此之前，人体肌肉保存完好。如果在没有食物供应的情况下，我们的身体不能保存肌肉燃烧脂肪，那么人类这一物种将不可能长存。几乎所有的哺乳动物都有在断食期间燃脂保肌的能力。

有关断食的实际研究表明，担心断食会导致肌肉减少实在是弄错了方向。为期 70 天的隔天断食使体重下降 6%，脂肪组织减少 11.4%，而瘦体组织（肌肉和骨骼）基本不变。

基本上，饮食正常的情况下，碳水化合物、脂肪和蛋白质共同为人体提供能量。当你开始断食的时候，停止进食的 24 ~ 48 小时，碳水化合物的氧化率增加，通俗来讲，也就是消耗的葡萄糖增加，直到糖类耗尽为止，然后身体通过燃烧脂肪提供能量。随着碳水氧化率逐渐降低为零，脂肪的氧化率随之增加。（见图 3.2）

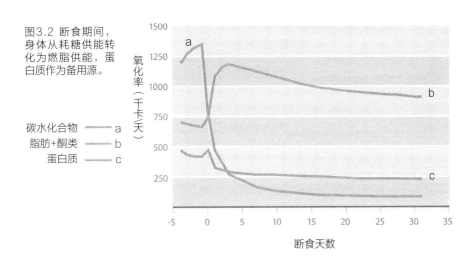

图3.2 断食期间，身体从耗糖供能转化为燃脂供能，蛋白质作为备用源。

同时，蛋白质氧化率（即，通过燃烧肌肉等的蛋白质来提供能量）降低。正常情况下，人体每天分解 75 克蛋白质，而在断食期间，这一数值降低到 15 ~ 20 克/天。可见，断食期间非但没有燃烧肌肉，反而开始节省肌肉消耗量。而细胞正常更新过程中分解的氨基酸，又被重新吸收合成为新的蛋白质。

断食全明星 阿贝尔·詹姆斯

理论上讲，大多数美国人只依赖身体储存的脂肪供能，就可以从纽约行走到佛罗里达，而不用吃任何东西。

假如一旦不吃东西就开始消耗蛋白质，那么身体还有什么必要将多余的能量储存为脂肪呢？肌肉和其他蛋白质都属于功能组织，有很多作用。它们的存在并不是为了储存能量，葡萄糖和脂肪才是用来储存能量的。消耗肌肉提供能量，就相当于在冷空气来袭的时候，把柴草储存起来，而把自己家沙发乱砍一通，扔进火堆里供暖一样。

事实上，断食是促使人体分泌生长激素的最大刺激之一，而生长激素增加有助于维持瘦体组织。在有关断食的研究中，如果使用药物来抑制断食者体内的生长激素，蛋白质的氧化率就会增加50%。

肌肉增加或减少主要是运动锻炼的结果，而不是吃出来的。当然，保健品公司告诉你的情况并非如此。服用肌酸和乳清蛋白奶昔并不会产生肌肉，那只是一厢情愿的想法而已，运动锻炼才是王道。

如果你担心肌肉减少，那就多多锻炼，毕竟造肌肉不是造火箭。饮食和锻炼是完全独立的两件事，不要把二者搞混，也不要担心自己的饮食（或断食）会使肌肉组织减少，只有通过锻炼才能增长肌肉，而缺乏锻炼则会造成肌肉萎缩。

另一方面，如果你因为肥胖和2型糖尿病感到焦虑，就需要多考虑自己的饮食，而不是运动锻炼了。毕竟如果养成了坏的饮食习惯，你就在劫难逃了。

简而言之，人体脂肪的本质，就是当我们没有食物的时候，作为储存的能量供我们"食用/燃烧"。它不是为了看的，对吧？所以，断食期间，相当于我们在"食用/燃烧"自己的脂肪。这是自然而然的过程。

	基础值	隔天断食
	第1天	第70天
体重（千克）	96.4 ± 5.3	90.8 ± 4.8
体重指数（BMI，千克/平方米）	33.7 ± 1.0	31.4 ± 0.9
脂肪组织（千克）	43.0 ± 2.2	38.1 ± 1.8
无脂肪组织（千克）	52.0 ± 3.6	51.9 ± 3.7
腰围（厘米）	109 ± 2	105 ± 3

图3.3 经过70天的隔天断食，无脂肪组织并没有减少。

这是很正常的，而且我们生来如此。否则经历一次次饥荒之后我们会胖成一个只有脂肪的肉球！断食期间，激素变化使得我们获得更多能量（肾上腺素增加），同时保留肌肉和骨骼（生长激素增加）。这种自然发生的过程很正常，没什么好担心的。

谬论3：断食引起低血糖

有时，人们担心断食会使血糖降低，出现昏沉、盗汗的症状。幸运的是，大多数正常人根本不会出现这种情况。人体会时刻检测血糖水平，通过多种机制将其控制在合适的范围内。断食期间，身体开始通过分解肝脏中的糖原（记住，这是短期存储葡萄糖的方式）来提供葡萄糖。每当你在晚上睡觉的时候都会出现这种情况，断食一整晚后，体内的糖原分解为葡萄糖，以维持正常的血糖水平。

断食全明星　艾米·伯杰

有些人会在断食之后感到头脑非常清醒，身心状态良好，甚至有人从中获得幸福感。这是酮类的作用！酮类就是大脑的"超级美食"。当身体和大脑分别由脂肪酸和酮类物质提供能量时，思维就会开始变得逐渐清晰，不会因为血糖的剧烈波动而引起"脑雾"及情绪波动。

如果断食时长达 24 ～ 26 小时，储存的糖原几乎耗尽，这时，甘油（脂肪分解产生的副产物）通过糖质新生的方式使肝脏产生新的葡萄糖。这意味着我们可以不必通过摄取葡萄糖来维持正常的血糖水平。

相关的谬论有，脑细胞只能由葡萄糖来供能，这并不是真的。人类大脑以及动物中的个别物种也可以将酮体（脂肪代谢时产生的粒子）作为能量源，这使我们即使在没有食物供应的情况下也可以使身体达到最佳状态，因为酮类可以为人体提供所需的大部分能量。

想一想如果葡萄糖是大脑运作必需的能量源会是什么结果。断食 24 小时之后，人体中以糖原的形式储存的葡萄糖几乎耗尽，这种情况下，大脑就会报废，我们就会变成只会哭哭啼啼的傻子。旧石器时代，相对于野生动物的利爪獠牙和发达的肌肉，人类的智慧是我们唯一的优点。如果没有智慧，人类早就灭绝了。

当没有葡萄糖供能时，人体开始燃烧脂肪产生酮体，由此打破血液与大脑之间的屏障，为大脑细胞提供能量。通过酮体为大脑提供的能量可达到75％。当然，这意味着葡萄糖仍然要为大脑提供 25％ 的能量。所以，这就意味着我们必须要吃东西来保证大脑正常运作吗？

其实不然。人体内的一部分葡萄糖以脂肪形式存储起来，而肝脏可以通过糖质新生的方式产生葡萄糖，所以当我们没有食物供应时，仍然有大量"能源"可供使用。即使长期断食也不会使血糖降到非常危险的水平。

谬论4：断食导致过度饮食

断食会引发补偿性暴食吗？许多权威人士警告人们不要不吃饭，因为这会让你感到更加饥饿，无法避免诱惑，就会导致暴饮暴食，最终减肥失败。

事实上，有关研究显示，断食后的第一天，摄入的热量会增加。摄入的平均热量从 2436 千卡上升到 2914 千卡。但是，你也应考虑断食的这两天消耗了 4872 千卡的热量，相比于不断食，仍然少摄入了 1958 千卡的热量。增加的热量并不能弥补断食时减少的热量。

有趣的是，反复断食后会看到相反的效果。在强化膳食管理的诊所中，我运用断食治疗数百名患者的经验表明：随着断食的时长增加，人们的食欲会逐渐减小。

谬论5：断食使身体丧失营养

营养主要分为两类，微量元素和大量元素。微量元素指的是人体健康所需的维生素和矿物质，由饮食提供；大量元素包括蛋白质、脂肪和碳水化合物。

发达国家中很少有人缺乏微量元素。短期断食（少于 24 小时）前后有很多机会食用各种富含营养的食物，来弥补断食期间缺失的营养；而长期断食非常适合摄取复合维生素。记载中时间最长的断食持续了 382 天，简单服用一些复合维生素就可以防止人体缺乏维生素。

三种大量元素中，碳水化合物并不是人体维持正常运作所必需的营养物质，所以不可能出现缺乏碳水化合物的情况，但是，我们需要从饮食中获取特定的蛋白质和脂肪,也就是人体所必需的氨基酸（构成蛋白质）和脂肪酸，人体无法生成这两种物质，必须从饮食当中获取。

人体通常会在排便过程中流失这些必要的氨基酸和脂肪酸。断食有助于减少这些物质的流失来维持人体必需的营养元素。断食期间，大便通常会减少——因为肠胃中没有食物流入，所以形成的粪便减少。一些必要的营养元素，尤其是氮元素，会通过排出的小便流失。尿液中出现氮元素意味着人体代谢了蛋白质，而在断食期间随着蛋白质代谢减少，尿液中的氮元素也大量减少，排出的氮元素几乎可以忽略不计。而且，人体通过将旧蛋白分解为氨基酸成分，通过循环利用生成新的蛋白质，由此保留更多的蛋白质。断食期间，人体不但没有排放必要的营养元素，还通过保留这些物质使其得以循环利用。

当然，无论人体的补偿能力多么强大，断食意味着我们没有消耗必要的脂肪酸和氨基酸。断食前后，采用低碳饮食法有助于增加食用脂肪和蛋白质的比率，并将其储存起来以备不时之需。

孕妇、儿童及哺乳期女性相比一般人需要摄入更多营养。这种情况下，循环使用旧蛋白和脂肪远远不够——需要摄入更多蛋白质和脂肪来生成机体组织。对于这些人来说，断食并不是一个好的选择。（关于不宜进行断食的人群，详询第 10 章了解更多信息。）

谬论6："疯了吧"

对于那些不愿尝试断食又找不到任何理由的人而言，"疯狂"似乎是其唯一的借口。科学解释得很清楚，肥胖，从本质上来讲，有很大一部分原因是过度饮食造成的。无论你是否相信，肥胖就是由于摄入了太多的热量、碳水化合物和脂肪，事实就是如此。断食有助于解决所有的这些问题，其疗效毋庸置疑。毕竟如果你不吃任何东西，体重还能不下降？

仅有的两个问题是：

·*断食是否健康？答案是"健康"。我们将在接下来的章节中详细讲述个中缘由。*

·*我是否能够做到？绝对可以。世界上已经有数百万人为了减肥（及其他诸多原因）进行断食。这本书就是为了帮助你开启断食之旅。*

第4章
断食的优势

断食带来的最显著的效益就是减肥，但除此之外，断食还有数不尽的好处，其中的一些好处在进入现代社会之前就广为人知了。过去，人们常常为了健康而断食一段时间，并且往往称之为"清洁""排毒"或"净化"。他们相信断食能够清除体内毒素，焕发生命活力。没错，断食的确有诸多好处，而且不止于此。断食期间，身体会：

增强智力，提高注意力

减重减脂

提高胰岛素敏感度

增强活力

预防阿尔茨海默病

延长寿命

延缓衰老

消除炎症

接下来的几章内容，我们将着重讨论断食的这些健康效益。但是为什么断食比其他节食方法更好呢？在本章，我们来看看断食有哪些优势。

节食失败

有些节食方法也有以上列出的这些健康效益，但是在我与肥胖症和 2 型糖尿病患者接触的过程中，我发现它们主要的问题在于难以执行。

肥胖症和 2 型糖尿病都是胰岛素过剩引起的。既然精制的碳水化合物是引起胰岛素升高的主要因素，我自然想到让自己的患者采用低碳饮食法来降低胰岛素水平。蛋白质，尤其是动物蛋白（乳制品和肉类），同样可以刺激人体产生胰岛素，如果食用过多，就会减缓治疗进程，而加工食品同样是重要的致病因素。所以，最佳饮食方法应该是注重食用未加工的天然食品，这些食品含有较低的碳水化合物，较高的天然脂肪，以及适量的蛋白质。

多项同行评议研究表明，这种饮食方法对于缓解 2 型糖尿病有一定的效果，并且非常安全。所以，在我最开始为患者制定强化膳食管理方案时，就是采用的这种方法。我建议患者减少糖类和精制碳水食物的摄入，代替食用天然未加工食物。我为他们授课讲解，跟进治疗，恳求他们，哄劝他们，审查了一篇又一篇的饮食日记，可是终不奏效。

如果谨遵这些饮食方案，效果是很可观的，但是这对很多病人来说实在太复杂了。即使吃了面条和面包等面食，他们仍然会在上交的日记中宣称自己采用的是低碳饮食法。不知是怎么回事，皮塔饼、印度烤饼这些饼类食物在他们眼里就算不上"面食"了。他们根本不清楚医生的要求到底是什么。毕竟，这些人不可能每天手捧医学杂志，所以也不会计较营养是否均衡。他们有全职工作需要打理，有家庭需要照顾，要改变过去几十年的饮食习惯的确是一项挑战。另外，因为这种饮食方法与传统的饮食建议完全对立，让人们接受并且相信它的诸多好处往往非常困难。

但是，我不能就此放弃。患者的健康，甚至于生命，全靠恰当的治疗方法才能挽救。2 型糖尿病是一种可怕的疾病。目前为止，2 型糖尿病是导致失明、截肢和肾衰竭的主要因素，而且糖尿病也是诱发心脏病、中风和其他心脑疾病的主要因素。2型糖尿病是一种饮食疾病，需要通过调整饮食来缓解，这种疾病是可以控制的。

我需要的是一种新的治疗策略。它的总体目标不必是减少碳水食物的摄入，主要是为了降低胰岛素水平。而削减碳水化合物的摄入量只是达到这种目标的其中一个方法。但是，所有食物都会在不同程度上刺激人体释放胰岛素。所以，降低胰岛素水平的最佳方法就是什么都不吃，也就是断食。

我不需要另起炉灶。人们总是被最新颖最流行的饮食方案所吸引，比如藜麦、阿卡莓或甘蓝薯片之类的超级食物[①]。但是，经过几千年的人类历史，现在，我们拥有下一个"伟大发现"的可能性有多少？我们已经像现在这样生活了几千年了，还可能有什么新发现使我们赖以生存，没有它就活不了了吗？

断食是世界上最古老的饮食干预方法。它与其他饮食策略大不相同，不是什么伟大的新发现，而是久经检验的妙方，它不在于"做"，而在于"不做"。因为断食与传统饮食方法在许多关键层面上不尽相同，所以断食有许多独特的优势。

优势1：简单

因为人们对于健康饮食的组成成分没有达成共识，所以我的病人常常为此感到困惑。他们应该食用低脂肪、低碳水、低热量和低糖的食物吗？

断食完全不同于传统的饮食方法，所以更容易理解，容易到只需要两句话就可以解释清楚：什么都不吃，多喝茶、水、咖啡和骨汤。

[①] 超级食物：指具有丰富的营养，并对人体有明显的抗氧化作用的食品。

断食全明星 迈克尔·鲁西奥博士

最开始我对断食感兴趣是因为它有助于修护肠道。我接触的许多患者都对食物非常敏感，即使他们的饮食习惯非常健康。这些患者通常带有一些潜在的炎症或传染病。断食可以使病征立即得到缓解，有助于远离潜在隐患，重获健康。

节食失败的原因在于没有效果。但是如果人们不能遵循节食方案，肯定不会成功。谈到饮食规则，肯定是越简单越好。断食最显著的优势在于简单可行。

优势2：免费

我更倾向于让患者食用有机草料饲养得到的牛肉和有机蔬菜，避免食用白面包和其他深加工食品。但这种健康食物其实非常昂贵，购买成本可达到加工食品的十倍。

谷物享有大量政府补贴，所以比其他食品的售价更便宜。也就是说，一磅（约为 0.45 千克）新鲜的樱桃可能卖 6.99 美元，一整条吐司面包卖 1.99 美元，而一整盒意大利面可能只卖 0.99 美元。显然，依靠面条和白面包养家糊口要容易得多。

如果付不起饭钱，这种饮食方法也就谈不上有没有效果了。昂贵的价格使那些消费不起的人无从受益，但是也不能因此被 2 型糖尿病和残疾毁掉一生。

而断食则是一种免费的方法。因为你根本不需要买任何食物。不需要昂贵的食物，不需要昂贵的营养补充剂，也不需要代餐棒、奶昔或药物。断食的成本为零。

优势3：方便

食用自己烹饪的未加工食物是健康的饮食方式，但是很多人，包括我自己，实在没有时间做饭，也不想做饭。整日为工作、学校、家庭、孩子、课外活动和校外活动奔波忙碌，一天下来的确没剩多少时间。做一顿饭通常需要准备、买菜、烹饪、清洁，每个步骤都花费大把的时间，而时间就像是一件永远短缺的商品。

过去几十年，人们的饭量不断增大。尽管人们在"慢餐"运动中做过许多尝试，但明显在与快餐的博弈中战败了。

所以，让人们尽可能多吃家庭自制的食物并不是一个万全之策。断食则恰恰相反，不用花费时间购置商品、准备食材、烹饪、清洁，而是简化生活的一种方式。没有什么比断食更简单的了。

家庭自制食物和其他食物

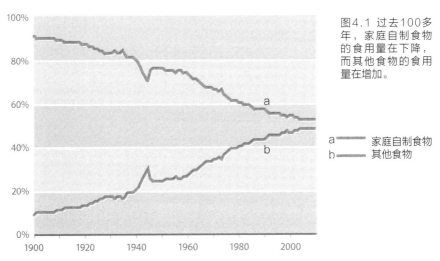

图4.1 过去100多年，家庭自制食物的食用量在下降，而其他食物的食用量在增加。

a ——— 家庭自制食物
b ——— 其他食物

优势4：保证生活乐趣

一些节食方法建议人们绝对不要吃冰激凌和甜点。这对减肥来说显然是一个好办法，但是我觉得这种方法并不可行。当然，你可能做到半年甚至一年不吃甜食，但是可以做到一辈子不吃甜食吗？而且，就算可以，你自己愿意吗？好好想想你在闺蜜的婚礼上品尝蛋糕和香槟的乐趣。我们要永远躲避这些快乐吗？生日的时候宁愿吃沙拉也不吃蛋糕？感恩节只吃甘蓝脆片？！你能吃的所有东西只有抱子甘蓝！这样的生活真的缺少激情，而"永远"是指很久很久，你甘愿这么无聊地度过一生？

而现在，我不是让你每天都吃甜点，但是，断食让我们能够在平衡膳食期间偶尔享受甜食。饱餐之后断食，我们一直都是这么生活的。纵观人类历史，生日、婚礼、假期和其他特殊场合中都举办大型宴会。但是，大餐之后应该断食。

如果你即将参加一场婚礼，绝对有权利放纵自己享受这场盛宴，享受一块美味的婚礼蛋糕。而如果你进行规律性断食，就不需要为自己享受生活中的一点乐趣而感到愧疚，因为你能进行补偿。

断食最重要的一点就是适应生活。生活中有不适宜断食的时期，有谁愿意在聚会时因为不吃这个不喝那个而扫大家的兴？你可以偶尔放纵自己，只要能在平时有所节制，懂得平衡生活就没问题。

优势5：强效

2型糖尿病多表现为病态肥胖和高度胰岛素抵抗。有时，即使是绝对的生酮饮食法（低碳水，轻蛋白，高脂肪）也无法改善病情。降低胰岛素水平，缓解胰岛素抵抗最快最有效的办法就是断食。对于打破减肥停滞期，减少胰岛素的需求量，断食有着不可比拟的强大效果。

从医疗角度讲，断食的关键优势在于没有上限——断食时长没有最大限制。断食最久的世界纪录是 382 天，在此期间患者没有遭受任何不良反应。所以，如果偶尔断食无效，只需要增加断食的频次和时长，直到达到预期目标为止。

对比药物治疗，几乎每种药物都有最大剂量。例如，如果你因为感染而服用青霉素，超出青霉素的最大剂量不仅不会增强疗效，还可能有毒害作用。这种情况下，如果感染未消，就需要改变用药。这一原理同样适用于低碳和低脂饮食法。如果饮食中不包含碳水和脂肪，你就坚持不了多久。饮食方法都有一个最大限度，一旦你超出了最大限度，就需要改变途径，来获得更大的效果。

断食全明星　伯特·赫林

断食一个月以上可以带来诸多好处，如糖尿病患者的食欲得以调整、赘肉减少、炎症消除 [通过衡量症状严重程度或 C 反应蛋白、分解代谢物激活蛋白（CRP）的含量]、血糖下降 [通过衡量血糖或糖化血红蛋白（HbA1c）的含量] 及高血压患者血压下降。

优势6：灵活

断食没有上限，这对医疗效果来说拥有显著的灵活性。换句话说，在看到期望的效果之前，你可以一直保持断食的状态，没有限量。问问自己：如果不吃东西，会瘦吗？当然，即使是小孩子也知道，不吃东西肯定会瘦。所以，断食的减肥功效是毋庸置疑的。对于减肥而言，这是我们能用到的最佳方法。只是安全和坚持的问题。对于更严重更复杂的肥胖问题，我们只需要增加断食的时长就可以了。

更重要的是，低脂、低碳等的老派饮食法以及其他所有饮食方法基本上都只适用于特定人群，而不适用于其他人，当这种节食方法对你不起作用时，你根本无能为力。但是对于断食而言，你需要做的就是增加断食的时间，断食越久，减肥的可能性越大，而且最终也会达到减肥的效果。

一些饮食方案主张，每天醒来之后每隔两个半小时吃一次东西。一些人运用这种方法取得了不错的效果。但是，每天寻找或者准备六七次食物是非常麻烦的。我无法想象每隔两个半小时就要因为零食而打断生活。为原本就十分紧张的时间安排加上这些琐事实在是太混乱了，而且根本没必要。

断食可以在任何时间进行。没有固定的时长，你可以断食 16 小时，也可以断食 16 天。你可以随意搭配断食和进食的时长，不需要囿于一种模式。你可以这一周断食 1 天，下一周断食 5 天，然后接下来的一周断食 2 天。生活是不可预知的，只要你需要，无论何时都可以进行断食。

断食可以在任何地点进行。无论你生活在美国、英国，还是阿拉伯联合酋长国，都没有关系，你也可以生活在北极的极地沙漠，或者沙特阿拉伯的干旱沙漠。再强调一次，因为断食不需要做任何事情，所以它能简化我们的生活。其他饮食方法制造麻烦的地方，断食却使之简化。

不论什么原因，如果你认为断食令自己感到不舒服，只需要停下来就可以了，几分钟的时间就可以转变回来。如果你因为个人或者医疗原因想把断食停下来几周，完全可以立刻停止。如果你想在圣诞节或某次夏日巡游中放纵一次，也是可以的，只需要在放纵之后重新断食。

对比肥胖手术（有时称为"胃间隔手术"），很多人已经通过该手术达到减肥的效果，至少在短期内的确如此。但是这项手术很可能会带来很多并发症，而且几乎都是无法逆转的。如果操作不当，后果不堪设想。而断食则完全由你掌控，你可以在任何时间开始或者停止断食，一切随心所欲。

优势7：适用任何饮食

断食最大的优势在于：断食可以与任何饮食方法相结合。因为断食不是关于"要做什么"，而是关于"不做什么"。它是减法，而不是加法。这一点使断食区别于任何一种你可以想到的节食方法。

不吃肉？仍然可以断食。

不吃面？仍然可以断食。

坚果过敏？仍然可以断食。

没有时间？仍然可以断食。

没有钱？仍然可以断食。

一直都在旅行？仍然可以断食。

自己不做饭？仍然可以断食。

年过七旬？仍然可以断食。

牙口不好？仍然可以断食。

还有比断食更简单的吗？

伊丽莎白
断食成功案例

我从小在南非长大，肥胖问题伴随了我大半个人生，有段时间因为采用了"溜溜球"瘦身方法，体重有所下降。2002 年之后的两年时间内，我的饮食中都是无脂高碳的食物。2004 年初，我被诊断为 2 型糖尿病、高胆固醇和高血压，并且开始接受药物治疗。我的父亲和兄弟姐妹也因为这些问题不得不接受药物治疗。

体重增加到 105 千克的时候，我把从前的无脂高碳饮食换成了低碳饮食，严格控制摄取的热量。差不多 18 个月以后，我的体重下降到了 75 千克，但是这种饮食方法太苛刻了，没办法坚持下来。最终我的体重自然反弹了回去。2010 年底，我做的一项超声测试显示我患上了非酒精性脂肪性肝病，当时我吓坏了。

2011 年 4 月，在针对 2 型糖尿病用药期间，医生给我增加了胰岛素的注射剂量。他告诉我，在血糖下降之前必须增加胰岛素的用量，但是也没做过多解释，所以我就照做了！2011 年之后，我每晚注射 120 单位的长效胰岛素，每餐注射 80 单位速效胰岛素，并且每天早晚服用其他治疗糖尿病的药物。

自从我注射了胰岛素，无论我做什么或进行多么艰难的尝试，就再也没有瘦下来过——即使我不再食用任何碳水食物。当时我就知道，这肯定是胰岛素的原因。

到 2015 年 1 月的时候，我实在受够了。这一次，我又开始减少食用碳水化合物，然后报了一个 30 分钟高强度间歇训练班，体内的葡萄糖水平下降了 2.3 毫摩尔／升。然后，我偶然间看到了冯博士写的一篇文章，他刚在开普敦举行的低碳高脂会议上发表讲话，声称 2 型糖尿病可以控制。我看了 YouTube（优兔网）上关于他的一些演讲之后，恍然大悟，冯博士说的这种方法才讲得通啊。看完之后，我马上决定断食，并且把戒掉胰岛素作为自己的首要任务。

2015年1月

体重	96千克
空腹葡萄糖水平	9.5毫摩尔/升
糖化血红蛋白（HbA1c）	7.6%
胰岛素剂量	360单位/天

我开始了自己的断食养生之路，配合低碳饮食的方法。我把胰岛素的注射剂量减半，刚开始每周断食三天。断食期间，我早上喝奶油咖啡，剩下一整天喝一杯只有一片柠檬的柠檬水。后来了解到，不一定要吃早饭，所以，没有断食的时候，我直到傍晚的时候才吃饭。

我的血糖水平持续下降，所以我不再注射胰岛素，然后继续采用传统的低碳饮食方法（也就是食用一些天然食物）。我的体重逐渐下降，一直降到 87.8 千克，总共减了 6.2 千克脂肪，也就是总体的 2.9%，腰围减小了 35 厘米。

2015年6月

体重	79.7千克
空腹葡萄糖	7.6毫摩尔/升
糖化血红蛋白（HbA1c）	6.2%
胰岛素剂量	0

6月初的时候，我的体重是79.7千克，总共下降了7.3%，约13.03千克，腰围总共减小了46.5厘米。

后来，我继续自己的断食养生之道，到8月份的时候，我终于找到一位内科医生给我提供最后一点帮助。医生给我的检查结果震惊了许多人，包括我很多医学专业的朋友，他们之前都觉得我疯了，又碍于情面不好意思告诉我。

2015年11月

体重	68千克
空腹葡萄糖	5.9毫摩尔/升
糖化血红蛋白（HbA1c）	5.3%
胰岛素剂量	0

现在，也就是2015年11月底，我的体重下降到68千克，总共减掉了12.4%，约20.64千克，腰围总共减小了77.5厘米。

我知道自己一直在与自己做斗争，一直在克制自己对碳水食物的热爱，尤其是面包和水果，但是我知道食用天然食物和坚持断食养生法才是长久之计。就像冯博士说的一样，我可以吃大餐，但是通过断食很容易就能使之平衡。现在瘦了这么多，整个人的感觉好多了，而且断食的时候浑身充满了能量。

第5章
断食减肥

长期节食是一种徒劳无功的努力。所有节食方法——无论是地中海饮食法、阿氏饮食法，还是老派的低脂、低热量饮食法——似乎都只在短期内有减肥效果，但是最开始取得一些成功之后，体重不再下降，减肥进入停滞期（又叫平台期），然后，该死的体重就会反弹回来。即使是在短期内减肥效果更好的低碳饮食法，也存在同样的问题。体重减了又回来，减了又回来，无休无止，即使坚持遵循节食方法，体重仍会反弹。

也就是说，最终所有的节食方法都会失败。为什么会这样呢？

"少吃多动"无效

你有没有听过这么一句话，"空谈不如实践"，原版的说法是"布丁好不好吃，只有吃的人知道"，也就是说，判断一件事情成功与否，必须通过结果才能知道。仅仅因为你自己认为某件事行得通并不一定代表它真的可以。

那么，我们把这个道理运用到肥胖问题上。近半个世纪主导的营养饮食规范，一直遵循"热量存耗"原理。这种观念认为，如果摄取的热量少于使用的热量，那么最终会使体重下降。膳食脂肪含有很多热量（每克脂肪的热量有9千卡，与之相比，每克碳水化合物或者蛋白质的热量只有4千卡），所以人们认为脂肪的增肥效果最大。

通常人们提倡的低脂低热量饮食，结合加强运动的减肥方法，都是为了增加热量消耗量，减少热量摄入量，这些可以概括为"少吃多动"的观念。其中肯定存在一定的逻辑，我们也能想到各种各样的原因，但是这种方法真的有效吗？结果会怎样？

我们都知道，过去几十年我们一直提倡这种"少吃多动"的饮食方法，也是因为这种方法使得肥胖问题在全球范围内如此盛行。亚特兰大的疾病控制与预防中心，密切关注美国肥胖问题发展的趋势，根据它的报告数据显示，2015 年，美国各州的肥胖率都不低于 20%。而早在 20 年前，也就是 1995 年，没有任何一个州的肥胖率超过 20%。

所以，现在摆在我们面前的是两个不容置疑的事实：

事实 1：过去 20 年，传统的减肥方法倡导"少吃多动"。

事实 2：过去 20 年，美国各州的肥胖率暴涨。

综合考虑这些情况，可以得到两个可能的结论。第一个可能的结论就是，我们标准的饮食方法很好，但是人们并没有遵循。这也只是想象的情况，真的遇到健康问题，人们是会听从医生的建议的，就像遇到其他生活问题，医生给出建议时的情况一样。医生劝我们戒烟，我们就戒烟。20 世纪 60 年代中期，研究数据发现肺癌与吸烟有关，美国卫生总署首先向公众发出健康警告。此后不久，烟草消耗量一路下滑，后来美国卫生总署又报告了二手烟的危害之后，下降速度进一步加快。

当医生建议人们关注血压和胆固醇时，大家就开始关注血压和胆固醇。但是，不知是何原因，当医生建议"少吃多动"的时候，人们却没像之前那样听话照做，事实真的是如此吗？很奇怪。

这就是一种"指责受害者"的思维方式。我们认为这种建议是好的，所以就觉得，如果计划失败了，肯定是因为没有严格遵循这种建议。这就使怪罪的对象从提供建议的人转向了接受建议的人。

其实，美国人已经听从了政府在营养饮食方面给出的指导意见。美国农

历史上的烟草消耗量

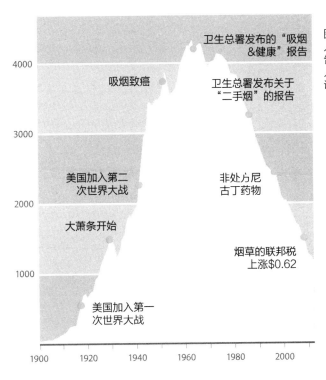

图5.1 1900—2012年成人人均耗烟量。自从医生告诉人们吸烟有害健康，人们就开始听取医生建议，吸烟率不断下降。

卫生总署发布的"吸烟&健康"报告

吸烟致癌

卫生总署发布关于"二手烟"的报告

美国加入第二次世界大战

非处方尼古丁药物

大萧条开始

烟草的联邦税上涨$0.62

美国加入第一次世界大战

业部（USDA）的第一版《美国人饮食指南》发表于1977年。它建议人们调整饮食结构，以达到两项具体目标：增加碳水食物的摄入量；减少总体脂肪的摄入量。尽管减少热量不是一项具体目标，但是，减少膳食脂肪的摄入量就是为了减少热量，因为相比碳水化合物，脂肪含有更多的热量。

1970年以来，人们按照美国农业部在饮食指南中给出的建议调整饮食结构，蔬菜、水果和谷物的食用量增长，红肉、蛋类和动物脂肪的食用量下降。但是，从没收到所谓的效果。

第二个（也是最后一个）可能的结论是：少吃多动的建议根本就是错的，而且，科学研究证明了这一点。

我们知道过去几十年人们通过低热量饮食法（减少热量摄入量，增加热

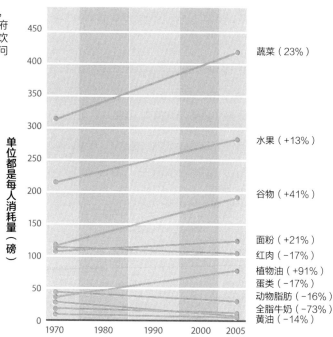

图5.2 1970年以来，美国公民基本按照政府提供的饮食建议调整饮食结构。同时，肥胖问题爆发。

（纵轴）单位都是每人消耗量（磅）

- 蔬菜（23%）
- 水果（+13%）
- 谷物（+41%）
- 面粉（+21%）
- 红肉（-17%）
- 植物油（+91%）
- 蛋类（-17%）
- 动物脂肪（-16%）
- 全脂牛奶（-73%）
- 黄油（-14%）

量消耗量）进行减肥的成功率非常低。

据1959年的一项研究估计，这种节食法的失败率高达98%。运用减少热量的策略进行节食减肥的人群中，只有2%的人能够在两年之内减掉20磅（约9千克）。

另外，2015年，英国研究人员回顾了过去9年中超过17.5万名肥胖男女的各项减肥比率。对于女性而言，只通过减少热量的方法达到正常体重的可能性为0.8%，而男性是0.47%。因此，对于计算热量这种传统方法而言，最多也就0.8%的成功率。

即使是最权威的研究，也证明了减少摄入热量的方法不能达到持久减肥的效果。大型随机对照试验——"女性健康行动"，在过去7年半的时间里跟踪调查了将近5.5万女性的数据，其中一组女性遵循富含谷物果蔬的低脂低热量饮食法，并将每天摄入的热量减少了361千卡；从脂肪中摄取的热量占总体热量的百分比从 38.8% 下降到 29.8%，同时将运动量增加了 14%。另一组遵循正常的饮食方案。第一组预计每年减重 36 磅（约 16 千克），7 年合计减重 252 磅（114 千克），而另一组预计体重不变。

最后的结果完全出乎人们的意料，两组体重变化的实际差值甚至不到 2 磅（0.9 千克）！更糟糕的是，第一组女性的平均腰围从 89 厘米增加到 90 厘米，她们严格遵循了"少吃多动"的减肥策略，但却比以前任何时候都要胖。

相比这项研究，大家可能对美国的一档减肥真人秀节目《减肥达人》更为熟悉，节目中肥胖的参赛选手互相竞逐，减肥最多者胜出。虽然短期内取得的效果令人惊叹，但参赛者在拍摄结束后几乎都恢复到原有的体重。第三季冠军卡伊·希伯德说过，"参与这次比赛是我今生最大的错误"。参加第二季录制的苏珊娜·门多卡说，节目录制过后再也没有让他们登台重聚过，因为"我们都胖回来了"。

但是，为什么会出现这种情况？《减肥达人》节目中的饮食方法将热量严格限制在所需能量的 70%，基本是 1200 ~ 1500 千卡 / 天，另外加上每天几小时的剧烈运动，每周锻炼 6 天。这就是各种营养师和医疗保健专家到处宣扬的"少吃多动"的经典说辞。难怪美国新闻署在 2015 年发布的减肥饮食排名中《减肥达人》的饮食方法位居第三。

对于《减肥达人》参赛者的研究显示，在为期三周的节目录制中，参与者的平均体重从 329 磅（约 149 千克）减少到 202 磅（约 92 千克），平均减少了 127 磅（约 58 千克）！体脂从 49% 下降到 28%，减去的几乎都是脂肪组织，而不是瘦体组织或"无脂肪组织"。（减去脂肪的同时，不可避免地会减去瘦体组织，但一般都是皮肤和结缔组织，而不一定是肌肉。）哇！太神奇了！

不幸的是，这种结果并不持久。

这次减肥堪称奇迹。但六年后，14 位参赛者中的 13 人又恢复了体重，减肥失败率达到 93%。体重反弹的原因在于，参赛者的代谢水平严重下降（我

女性健康运动：少吃多动

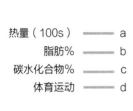

热量（100s）——— a
脂肪% ——— b
碳水化合物% ——— c
体育运动 ——— d

图5.3 女性健康运动的参与者在过去7年的时间里减少了饮食的总热量和脂肪消耗量，同时增加运动量和碳水食物的消耗量。

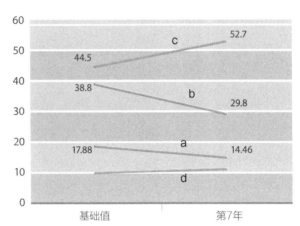

体重指数（BMI）——— a
腰围（厘米）——— b
腰臀比 ——— c

图5.4 尽管女性健康运动的参与者采用低脂低卡的饮食方法（见图5.3），但是体重指数与腰臀比基本不变，而且腰围有所增加。

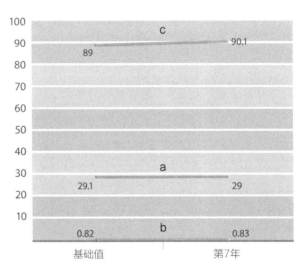

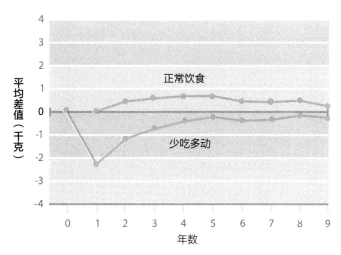

图 5.5 在 9 年时间里, 遵循 "低热量饮食法" 的女性并没有比正常饮食的女性在减肥方面明显占优。

们将在稍后解释代谢下降的原因)。第八季的冠军丹尼·卡希尔在比赛期间减掉了 239 磅 (约 108 千克)。但是, 现在他的身体消耗的热量比之前少了 800 千卡 / 天。事实证明, 这是持久减肥道路上无法逾越的鸿沟。可想而知, 几乎所有参赛者 (包括丹尼本人), 使出浑身解数减掉的体重, 最终在赛后重新反弹了回来。

但是, 我可能根本不必花费口舌来让你们相信 "少吃多动" 根本不起作用。其实, 你们自己就很清楚。对于大多数人来说, 亲身体验足以证实它的巨大失败。没错, 研究证明这种方法根本不起作用, 同时, 数百万尝试这种方法的人从中感受到了巨大的痛苦。失败率大概有 99%? 我觉得差不多。

这就是 "少吃多动" 的残酷骗局。它的残酷之处在于, 我们信赖的所有健康资源都告诉我们这种饮食策略有效, 而最终失败时, 我们只会怪罪自己。

但是, 事情就是如此。如果一定要争辩的话, 最初节食的时候, "少吃多动" 的确有效。但是, 不论这种方案是好是坏, 也不论人们有没有严格遵守, 其实到最后也就没关系了, 结果都是一样的: 这种方法根本没有减肥效果。而如果最后的效果不好 (事实也确实如此!), 那么这种方法就是错误的。空谈不如实践。

《减肥达人》参赛者在节目录制期间减去的体重

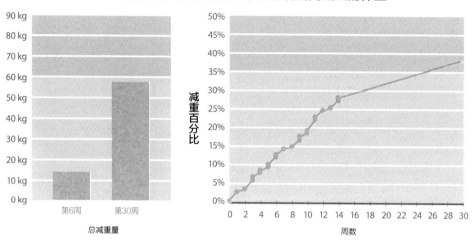

图5.6 录制节目的30周内，《减肥达人》的参赛者获得了惊人的减肥效果。

《减肥达人》参赛者在节目录制后恢复体重

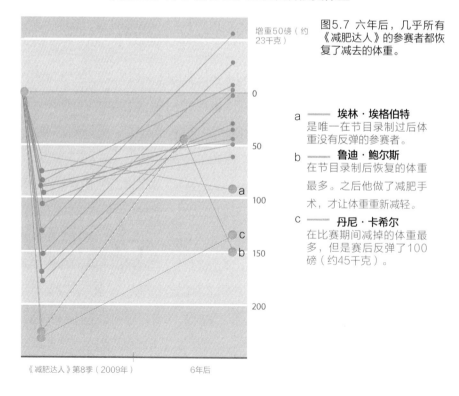

图5.7 六年后，几乎所有《减肥达人》的参赛者都恢复了减去的体重。

a ——— **埃林·埃格伯特**
是唯一在节目录制过后体重没有反弹的参赛者。

b ——— **鲁迪·鲍尔斯**
在节目录制后恢复的体重最多。之后他做了减肥手术，才让体重重新减轻。

c ——— **丹尼·卡希尔**
在比赛期间减掉的体重最多，但是赛后反弹了100磅（约45千克）。

《减肥达人》参赛者代谢水平下降

图5.8 代谢水平下降使多数
《减肥达人》的参赛者无法在
减肥之后维持较轻的体重。

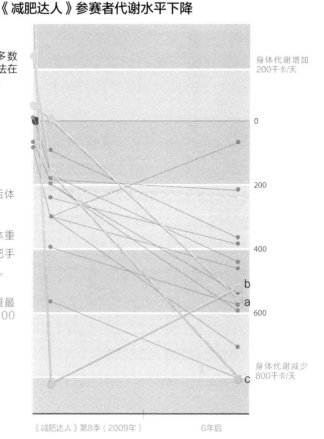

身体代谢增加
200千卡/天

0

200

400

600

身体代谢减少
800千卡/天

a ——— **埃林·埃格伯特**
是唯一在节目录制过后体
重没有反弹的参赛者。

b ——— **鲁迪·鲍尔斯**
在节目录制后恢复的体重
最多。之后他做了减肥手
术，才让体重重新减轻。

c ——— **丹尼·卡希尔**
在比赛期间减掉的体重最
多，但是赛后反弹了100
磅（约45千克）。

b

a

c

《减肥达人》第8季（2009年）　　　　　　6年后

　　我们要做的是什么？唯一合乎逻辑的结论就是改变这种方案。我们需要
一种新的策略——断食。

"少吃多动"失败的原因——身体消耗热量的方式

　　"少吃多动"对减肥不起作用的原因在于，我们对身体消耗能量的方式
存在误解：单室模型。根据这个模型，身体通过消化将食物转化为热量，并
将这些热量储存在一个我们假想的单室中；然后身体从这个单室中取出能
量，为运动和基础代谢供能（请记住，这是人体的基本功能，诸如呼吸、排

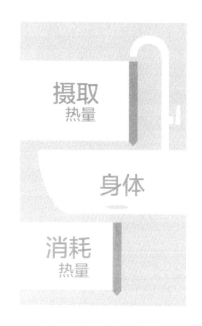

热量存耗的单室模型

毒、消化等都需要能量供应）。

单室模型就像是浴室水槽。热量就像水，可以流入或者流出水槽。多余的热量留在水槽中，并且可以在需要的时候轻易获取——例如，运动锻炼会使能量流出"水槽"。能量的储存形式之间没有差异，无论这些热量是被储存为即时供能的葡萄糖、中间阶段使用的糖原，还是长期储存能量的脂肪，所有热量的处理方式都是一样的。

但是，这个模型完全是子虚乌有，只是人们想象出来的罢了。

使用双室模型则更为准确，因为能量在体内的储存方式有两种：肝脏中的糖原和人体脂肪。

当我们吃东西时，身体获取能量的来源主要有葡萄糖（碳水化合物）、脂肪和蛋白质，其中只有葡萄糖和脂肪用来储存能量以备后续之需，而人体不能储存蛋白质，所以不能马上使用的多余蛋白质会被转化为葡萄糖。葡萄糖以糖原的形式储存在肝脏中，但是肝脏储存糖原的容量有限，一旦达到这个限度，多余的能量就会被储存为人体脂肪。膳食脂肪不必通过肝脏而是直接被人体吸收进入血液，未被使用的储存为人体脂肪。这就是最初人们推行低脂饮食的原因之一，但是摄入的能量并不是直接导致体重增加的主要决定因素。

糖原可以看作"冰箱"，它的作用是在短期内储存食物，方便存取食物，但是空间有限。而另一方面，人体脂肪更像是地下"冷藏库"，它的作用在于长期储存食物，存取困难，但是容量更大。而且，只要你需要就可以增加更多"冷冻柜"。我们购买食品之后，首先会存放在冰箱中，冰箱存满了之后，

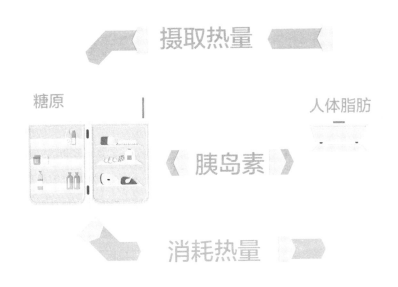

热量存耗的双室模型

我们将多余的食物放在"冷冻柜"中——也就是说，我们首先将食物能量储存为糖原，达到糖原的储存上限之后，将剩余能量储存为人体脂肪。

在没有食物的情况下，身体脂肪和糖原都可以供能，但不能同时供能或供能的方式不同。

人体首先会使用糖原供能，然后再使用脂肪供能。它的逻辑在于糖原容易获取，借用刚才的类比，厨房冰箱中的食物比地下冷库中的食物更容易获取。而且，只要冰箱里有食物，我们就不会舍近求远跑去冷库找食物。换句话说，如果你走路需要200千卡的能量，只要存储的糖原足够，人体就会从糖原中获取这些能量，而不会选择消耗人体脂肪。

"冰箱"和"冷库"不会同时使用，而是先后使用。在你使用"冷库"中的食物之前，（基本上）需要将"冰箱"搬空——糖原需要基本耗尽才能燃烧脂肪。实际上，身体可以消耗糖或燃烧脂肪，但不能两者兼而有之。

胰岛素对体重变化起关键作用

燃烧脂肪或者访问"冷库"的难易程度取决于胰岛素水平。"冷库"是锁在地下室的铁闸门后，还是放在"冰箱"旁边？胰岛素是主要决定因素。

当我们不吃东西时，胰岛素水平非常低，这样一来可以轻松访问"冷库"——人体可以轻易使用储存的脂肪。胰岛素水平较低时，在打开"冷库"之前，甚至不需要完全搬空"冰箱"，因为很容易访问。想想自己家里的情况，在你从冷库取出汉堡之前，冰箱一定是全空的吗？连半瓶番茄酱和半桶酸奶都不剩？当然不是，类似的，胰岛素水平较低时，身体就可以燃烧脂肪释放能量，即使还有一些糖原没有消耗完。也就是说，如果你减少摄入食物热量，并且胰岛素水平较低，你的身体则很容易通过消耗"冷库"中的脂肪来弥补减少的食物能量，即使糖原"冰箱"不是全空的。

较低的胰岛素水平不仅允许访问脂肪"冷库"，实际上还能触发燃脂供能的过程。如果胰岛素水平异常低，那么脂肪就会持续燃烧。1 型糖尿病患者就会出现这种情况，因为产生胰岛素的胰腺细胞遭到了破坏。当胰岛素含量极低，几乎检测不到时，1 型糖尿病患者（通常是儿童）就会燃烧所有的脂肪，无论他们摄入多少热量，都无法使体重增加。这是一种不治之症，当时根本无药可治。现代医学通过注射胰岛素使他们能够重新储存脂肪。

与此相对，较高的胰岛素水平会阻止人体访问脂肪"冷库"，就像被锁在钢筋之后。胰岛素有抑制脂解的作用——阻止人体燃烧脂肪。通常，饭后的胰岛素水平较高，给人体发出信号储存摄入的能量，因此，逻辑上也会阻止脂肪的燃烧。（既然能够获取食物能量，又何必消耗脂肪呢？）

但是，这种情况不仅出现在饭后，一些疾病也常见于胰岛素过高的情况。例如，在治疗糖尿病的过程中，注射胰岛素通常会导致脂肪增加，因为人体不能燃烧脂肪（这对 1 型糖尿病患者来说非常好，因为他们几乎没有脂肪，但是对于 2 型糖尿病患者来说一点也不好，因为他们的脂肪过多）。胰岛素抵抗（有时称为前驱糖尿病或者代谢综合征）常见胰岛素居高不下的情况。

胰岛素抵抗

胰岛素的主要作用之一，是将血液中的葡萄糖转移到细胞中，以便为人体供能。如果你患有胰岛素抵抗，细胞就不再对胰岛素敏感。正常水平的胰岛素不能将葡萄糖转移到细胞中，导致血液中葡萄糖累积。为了解决这个问题，身体必须产生更多胰岛素迫使葡萄糖进入细胞中。这导致胰岛素水平居高不下，从而阻止脂肪燃烧。（下一章我们将详细讲述胰岛素抵抗与 2 型糖尿病和断食的关系。）

但是，导致胰岛素抵抗的主要原因是什么？

线索就在于它的名字。胰岛素抵抗形成的原因在于细胞需要抵抗过多胰岛素产生的影响。问题的根本原因在于胰岛素水平居高不下，由此形成恶性循环：过多胰岛素造成抵抗，而胰岛素抵抗又使胰岛素水平更高，然后又反过来增强这种抵抗性。每循环一次都会使问题加剧。成功地打破这种循环的方法不是持续增加，而是大幅降低胰岛素水平。

这听起来似乎有悖常理，我们可以用抗生素抗药性做类比。第一次使用抗生素可以杀死大多数细菌，但某些细菌天生具有抗药性，除了这些细菌存活下来，其余的就全部消失了，在没有任何资源竞争的情况下繁衍生息。这些耐药菌经过繁殖和传播，使抗生素的效力整体下降——药物能够对抗的细菌数目减少，从而产生抗生素抗性。

如何阻止抗生素抗性？直接反应就是使用更高剂量的抗生素杀死耐药细菌。这可能暂时会起作用，但最终更高剂量的抗生素只会使抗性加剧，由此形成恶性循环。而真正正确的答案恰恰相反：我们必须严格限制抗生素的使用，从而抑制耐药菌的繁殖。

胰岛素抵抗的产生也是同样的逻辑。当细胞对胰岛素不太敏感时，身体的本能反应是产生更多的胰岛素。这在短期内有所帮助，但随着时间的推移，这只会使胰岛素抵抗加剧，然后刺激身体产生更多胰岛素，周而复始，形成恶性循环。解决方案也正好相反：胰岛素抵抗的产生是由于胰岛素水平居高不下，所以我们必须反复多次降低胰岛素水平。

如果我们不能打破这种恶性循环，那么胰岛素水平仍然很高，从而阻碍人体消耗精心储存的脂肪——我们的身体持续收到将能量储存为脂肪的信号，但是没有收到过燃烧脂肪的信号。胰岛素在决定供能来源的过程中起着至关重要的作用。

高胰岛素+减少摄入热量=减缓代谢

为了弄清楚这些情况对减肥的影响，让我们再次回到单室和双室模型。请记住，"少吃多动"的传统减肥法是以单室模型为基础的，这种（错误的！）观念认为所有热量都是一样的，并且储存在一个单室里，所以如果你消耗的热量比你摄入的热量多，那么一定是在燃烧脂肪。而实际上，身体可以将能量储存为糖原和脂肪两种形式——也就是双室模型。要想燃烧脂肪，必须满足两个条件：储存的大部分糖原被消耗掉且胰岛素水平降低到一定程度，这样身体才能燃烧脂肪。

做到这两点并不容易。当储存的糖原非常少时，身体察觉到之后就按耐不住了，由此触发饥饿信号，然后你就想吃更多东西。如果你没有摄入足够的食物来储存为糖原，而胰岛素水平仍然很高，那么就无法燃烧人体脂肪。这样一来，身体剩下的唯一选择就是减缓代谢，降低能量消耗。

当人体有食物或者糖原可用时，就不会舍近求远，消耗储存的脂肪。这确保人体只在需要的时候消耗脂肪。但是几十年来，我们摄取了大量葡萄糖，因为"冰箱"没有空出来过，所以存储的脂肪越来越多。也就是说，食物存入"冷库"后，再也没有机会取出来。而随着胰岛素抵抗加剧，人体产生越来越多的胰岛素，就越来越难以消耗储存的脂肪。

身体一直都想要保持一定的体重，而出现任何一丝偏差（无论超过或者低于这一体重）都会触发适应性机制，使我们恢复体重。这就是为什么在减肥之后，我们会变得更饿，新陈代谢会不断减慢，为了保持体重，我们必须吃得更少。这是身体在尝试增加体重以便恢复到原来的样子。

身体必须减缓代谢和增加饥饿感的原因在于胰岛素居高不下，如此一来便不能消耗储存在脂肪中的能量。在没有其他选择的情况下只能减缓代谢——因为不能从脂肪"冷库"中获取能量，所以只能努力保存能量。这就是为什么胰岛素抵抗对肥胖的发展起到关键作用：较高的胰岛素水平致使身体保留脂肪的同时减缓代谢，从而不可避免地阻碍了减肥过程。减肥进入停滞期，然后体重又毫不留情地反弹了回来。对某些人来说，仅仅改变饮食明显不够。

举个例子，假设你每天摄入 2,000 千卡的热量，如果体重维持稳定的话，每天也要燃烧 2,000 千卡的热量。1 磅（约 0.45 千克）脂肪的热量是 3,500 千卡，如果你的体脂是 100 磅（约 45 千克），那么脂肪中储存的热量就有 350,000 千卡。

现在，假如说你想要减肥，把每天摄取的热量减少到 1,200 千卡。最初，人体会通过燃烧脂肪来弥补减少的热量，但是，如果你存在胰岛素抵抗的情况，那么居高不下的胰岛素水平，会使身体难以从储存的脂肪中获取能量。较高的胰岛素水平，指示身体储存能量，而不是燃烧能量。从前，身体习惯于每天消耗 2,000 千卡的能量，但是现在，只有 1,200 千卡的能量可供使用，因此人体被迫减少能量消耗，基础代谢率下降到 1,200 千卡/天。

如你所见，上述主要问题并不在于能量不够用，脂肪"冷库"中储存的能量足足有 350,000 千卡，问题是人体并不能利用这些能量。因此，主要难题在于如何获取储存脂肪中的能量。需要考虑的关键因素在于胰岛素，而不是摄取的热量。

这就解释了为什么《减肥达人》参赛者以及其他节食人士使用"少吃多动"的方法之后，体重又反弹了回来：随着摄取热量减少，人体代谢水平下降，如此一来，需要通过剧烈运动来推进代谢过程，然而，这也不是长久之计。代谢减缓，加之运动减少，我们就会遇到常见的减肥停滞期。而一旦人体消耗的热量降低到低于摄取的热量，体重也就反弹了回来，这对于减肥者来说更为常见。

想象一下这是什么感觉。像那些参赛者一样把摄入的热量减少 800 千卡／天，意味着寒冷、困顿、疲倦，因为身体开始减缓代谢过程来保存能量，一段时间之后，你就再也受不了了。只要你稍微增加摄取的热量，虽然吃得仍然比以前少，但是因为代谢水平下降了，所以还是会增加体重。随着家人朋友开始默默指责你不好好吃饭，你就慢慢恢复到了原来的体重。

这些过程完全在意料之中。减热量饮食策略的失败率高达 99%，难怪《减肥达人》会以失败告终。

解决办法：断食

我们吃东西时，胰岛素增加，同时抑制人体燃烧脂肪，转而消耗葡萄糖，而这些葡萄糖可以直接从我们消化的食物中获取。但是，在三种大量元素（碳水化合物、脂肪、蛋白质）中，碳水化合物最能刺激人体分泌胰岛素。尤其是精制的碳水食物和糖类对胰岛素的作用最为明显，所以降低饮食中碳水化合物和糖类的含量肯定能为打破胰岛素抵抗的恶性循环和减肥创造一个好的开始。但是，对于某些人来说，这还不够。因为所有的食物都会使胰岛素水平升高，最佳解决办法就是完全远离食物。我们可以想到的答案用一个词来概括就是，断食。

断食和低碳饮食

低碳饮食和断食都可以降低胰岛素水平。除了断食之外，为什么其他有效的减肥策略并不能完全去除碳水化合物？这只是效力问题。减少食用精制的碳水食物能够有效降低胰岛素含量。但是，蛋白质，尤其是动物蛋白，也可以增加体内胰岛素。而断食既限制了碳水化合物的食用又限制了蛋白质的食用，从而使胰岛素保持在较低水平。断食的确更有效。

与标准饮食（碳水化合物占总热量的55%）相比，低碳饮食（碳水化合物占总热量的3%）对于降低2型糖尿病患者的血糖是非常有效的，即使两种饮食方式消耗的热量相同。换句话说，通过限制碳水化合物的摄入量来降低血糖的效果并不只是因为限制热量。这一点很重要，尤其考虑到诸多健康专家坚持认为"血糖完全跟热量有关"。

碳水含量较低的饮食方法非常有效，在没有断食的情况下，其效果可以达到断食的71%。但是，有时候仅仅做到低碳饮食还远远不够。我的很多患者在限制碳水化合物的摄入量之后，血糖仍然很高。怎样达到更好的效果呢？断食。

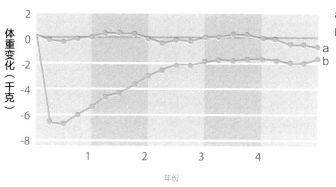

图5.9 糖尿病预防计划实施过程中，体重随着时间的推进而产生变化，该项目通过饮食、运动或药物治疗来预防糖尿病。最初，生活方式的改变使体重减轻，但是体重最终反弹。

胰岛素是导致肥胖和糖尿病的主要因素。采用碳水含量较低的饮食方法能够使胰岛素水平降低50%多，但是通过断食可以降低另外50%，这就是效力。

断食的确是降低胰岛素水平最有效的方式。但是，请注意，我没有说它是最简单的方式。但是，你究竟是追求效果，还是追求简单呢？

断食能够治疗胰岛素抵抗而低热量饮食法却不能

有人认为断食只对减少热量有效。但是如果事实如此，那么为什么低热量饮食和断食之间存在如此惊人的差异呢？诸如"少吃多动"的低热量饮食策略几乎每次都会失败。但是断食通常都会起作用，而低热量饮食法却无效。这是为什么？

简单来说，当你饮食规律时，即使摄入的热量减少，也不会像断食一样产生有益的激素变化。断食不像低热量饮食，断食期间，代谢水平稳定，甚至可以保持正常的能量值。肾上腺素和生长激素增加用以维持能量和肌肉组织。身体从耗糖供能转换为燃脂供能，血糖和胰岛素水平随之下降。这些变化都有助于解决长期存在的胰岛素抵抗的问题。

最近的一项随机对照试验解释了这两种策略之间的区别。这项研究对比了107名女性采用低热量饮食和间歇性断食的效果。其中一组将日常摄入的热量从2,000千卡降低到1,500千卡，另一组保证每周5天摄入的热量正常（2,000千卡），而剩下两天摄入的热量为正常值的25%（500千卡），称为5∶2断食法。这意味着经过一周时间，两个试验组平均摄入的热量基本一致，低热量饮食组每周摄入10,500千卡的热量，而断食组每周摄入11,000千卡的热量，且两个试验组的饮食结构都是地中海式饮食。

6个月之后，两个试验组减掉的体重和脂肪基本一致。但是5∶2断食组的胰岛素水平明显下降，且胰岛素抵抗明显改善，而低热量饮食组却没有类似的效果。

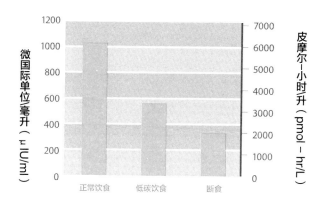

图5.10 一份关于2型糖尿病的研究显示：与标准饮食相比，低碳饮食确实能有效减少胰岛素含量，但断食的降低效果更为明显。

胰岛素水平

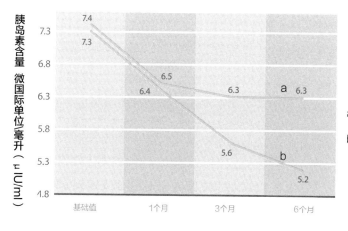

图5.11 随时间推移，断食在降低胰岛素含量方面显示出比低热量饮食更为显著的效果。

a ———— 低热量饮食法

b ———— 5：2断食法

从长远来看，这是低热量饮食的一个关键的问题。较强的胰岛素抵抗最终导致胰岛素水平增高，反过来使胰岛素抵抗加剧，形成恶性循环，最终导致肥胖。

大多数节食方法并不能缓解胰岛素抵抗，这正是它们最终导致体重反弹的原因。另一方面，断食可以使人体长期维持较低的胰岛素水平，由此打破胰岛素与胰岛素抵抗之间的恶性循环。

从另一个角度来看，大多数节食方法忽略了动态平衡的生物学原理。身体不断适应变化的外在环境。例如，你从昏暗的屋子走到明亮的阳光下，就会暂时失明，但是几分钟之后双眼就会逐渐适应。减肥也是同样的道理。如果你经常采用低热量饮食法，身体很快就会适应，热量摄入减少，能量消耗（代谢）随之下降，然后恢复体重峰值。这不是因为你停止了节食，而是因为身体已经适应了。

为了防止身体适应新的减肥策略，也为了保证体重不断下降，需要采取间歇性策略，而不是持续性策略。这是二者之间的主要区别。持续性限制某些饮食与间歇性限制所有饮食是不一样的，成败就在于这些区别。

断食全明星　阿贝尔·詹姆斯

在美国广播公司的一档真人秀节目《塑身达人》中，我作为一位名人教练，和参赛者库尔特·摩根分配到一组。比赛前，库尔特的体重是352磅（约159.7千克），体脂率为52%。经过14周的特训，魔鬼饮食搭配间歇性断食，库尔特减掉了87磅（约39.5千克），实在是太不可思议了。更重要的是，库尔特的体脂率从52%下降到了30%——这种竞争性的饮食方式使体脂下降了近一半。以我的经验来看，采用高脂低热量的营养饮食方案，结合间歇性断食和战略性体能训练，能够在短期内使脂肪大幅下降。

减肥手术：断食的理由

一种强化的减肥方法比"少吃多动"策略更为成功——减肥手术，通常又叫"胃间隔手术"。在一项研究中，研究人员直接比较了《减肥达人》参赛者和减肥手术患者的代谢变化。看过前文中的内容，你应该还记得《减肥达人》参赛者采用的是"少吃多动"的减肥策略，但是最终恢复了减去的体重。研究发现，参赛者在减肥过程中代谢下降，而减肥手术患者代谢正常。

减肥手术对于治疗 2 型糖尿病也非常有效。一项研究中的数据显示，95% 的青少年 2 型糖尿病患者在接受减肥手术治疗之后病情得到控制；三年后，74% 的患者治愈了自己的高血压，66% 的患者治愈了血脂异常。

为什么减肥手术如此有效，而其他饮食方法无效呢？说法有很多种。第一种假说是去除大部分健康胃体带来了这些好处，正常的胃体分泌多种激素，所以这种理论就认为，去除部分胃体的同时肯定减少了某些激素，由此带来了这些好处。

这种说法实在太牵强了。胃束带术等的新型减肥手术只需将一条束带环绕于胃体的上部而不必将胃体切除。这种手术同样有治疗 2 型糖尿病和胰岛素抵抗的效果。所以前边提到手术带来的好处并不在于减少了胃体分泌的激素。

另一种说法认为脂肪细胞减少带来了这些好处。脂肪细胞非常活跃，能够分泌多种激素，如调节体重的瘦素。如果脂肪细胞有引起肥胖的作用，那么去除脂肪细胞就可以达到良好的效果。但是，吸脂术（机械地去除皮下脂肪）并没有维持代谢的作用。一项研究表明，去除 20 磅（约 9 千克）皮下脂肪并没有显著改善血糖的效果，而且不能改善代谢，只有美体功效。

脂肪燃烧时人体发生的变化：
酮类物质与酮症酸中毒

····································

你可能听说过生酮饮食——这种饮食方法在过去几年迅速流行开来，并被认为有助于改善各种健康问题，包括肥胖。巧的是，生酮饮食和断食有很多共同特征。

生酮饮食的名字来自酮体。人体燃烧脂肪时会分泌这些酮体物质；人体缺乏葡萄糖时，依靠酮体为大脑提供能量。生酮饮食有助于人体从耗糖供能转换为燃脂供能，由此产生酮类物质。当然，断食也能使人体燃烧脂肪，也就是说断食能够使人体产生酮类。

人体脂肪主要由甘油三酯组成，甘油三酯是由一个甘油骨架和周围三个长短不一的脂肪酸构成的分子。

脂肪燃烧时，甘油三酯分解为甘油和三个脂肪酸分子。脂肪酸直接被肝肾心肌等人体器官组织吸收利用。但是某些细胞不能燃烧脂肪，包括身体内部的肾髓质和血红细胞。为了提供这些细胞所需的葡萄糖，肝脏利用甘油来制造新的葡萄糖分子。但是，更重要的是，大脑也不能使用新的葡萄糖分子。人体消耗脂肪时，产生酮体来填补这一空白，而且主要由酮类物质为大脑提供能量，满足大脑总体所需能量的75％。这大大降低了大脑对于葡萄糖的需求程度，使得甘油能够产生足够的葡萄糖。在这种情况下，甘油三酯以脂肪酸、酮体和葡萄糖的形式为整个身体供能。所以，断食期间，大脑仍然需要葡萄糖来保证正常运作，但是我们不需要摄入糖类，仅仅从脂肪中就可以产生足够的葡萄糖。这属于正常情况，身体本来就是以这种方式运作的。

如果你患有1型糖尿病，医生可能会告诫你小心酮症酸中毒的危害。这与多酮状态不同，后者只是产生酮体的状态；而对于酮症酸中毒来说，即使血糖很高时，人体也会分泌酮类物质。

在这种情况下，需要大量胰岛素才能降低血糖，但是由于1型糖尿病患者产生胰岛素的 β 细胞遭到破坏，所以身体不能产生足够的胰岛素。（这就是为什么 1 型糖尿病患者需要注射胰岛素的原因。）由于缺少胰岛素，身体产生大量酮体。但是因为血液中含有大量葡萄糖，而大脑倾向于使用葡萄糖供能，所以体内的酮类物质无处消耗，反而像用不着的木柴一样堆积在外部细胞中，这种情况非常危险，甚至会危及生命。

正常情况下，如果没有患有 1 型糖尿病，体内的酮类物质较高，但是会不断消耗为大脑供能。如果你没有 1 型糖尿病就不必担心酮症酸中毒！

但是，减肥手术并没有什么神奇的地方，它起作用的原因在于摄取热量骤减。减肥手术的种种益处在断食中也可以看到。简单来说，减肥手术就是手术强制性断食。

减肥手术需要病人大幅减少摄入的食物热量，而食用太多食物则会导致恶心呕吐。热量骤减同样会导致类似断食期间的激素适应变化，且静息代谢率保持稳定，所以这种方法不会像持续性低热量饮食的减肥方法一样致使代谢率降低。长期研究发现，除了体重变化导致一些该有的变化以外，代谢水平并没有下降。[300 磅（约 136 千克）的体重比 200 磅（约 91 千克）的体重需要消耗更多能量，所以，一定程度的代谢下降是可以接受的，而我们所说的代谢减慢是指超出这一程度。] 肾上腺素和生长激素增加，有助于维持瘦体组织和代谢水平，降低胰岛素和血糖水平。低热量饮食的"少吃多动"策略并没有带来这些激素变化，而断食却有这些益处。

一对一研究表明，在减肥降血糖方面，断食其实优于减肥手术。这两种方法同样对 2 型糖尿病有效。那么，关键问题就在于：如果减肥手术的种种效果是因为摄取热量骤减，为什么不免去手术直接断食呢？实际上，断食就是不进行手术的"减肥手术"。

所有外科手术都要付出代价，减肥手术也不例外，通常会带来一系列并发症。手术三年之内，13% 的青少年患者出现严重的健康问题，甚至需要进行其他手术治疗。最常见的并发症包括瘢痕，该症状会使食道不断缩小，导致饮食困难。为了解决这个问题，医生将管子推到病人的喉咙上用来撑开食道，通常需要反复进行这一操作，而且使用的管子尺寸越来越大。

断食全明星 马克·希森

> 断食减肥往往见效极快，因为断食最初几天会有大量水分流失（排毒过程会引发炎症，消除炎症或者消耗糖原会生成水分）。减肥的关键在于断食结束后避免过量饮食，同时保持适当运动。

所以说，何不用断食来代替手术？我想不出什么特别好的理由，通俗来讲，作为医生，如果我本人建议患者切除健康胃体并重新组织肠道，他可能认为我医术不错，但如果我建议患者仅仅通过断食的方式来获得减肥手术的效果，而没有任何并发症，也不需要任何成本，他可能会觉得我疯了！如果这样想的话就太可笑了。实际上，相比减肥手术，断食更加简单安全，即使没有更好，也能与之旗鼓相当。

人们不愿意断食的最普遍原因可能就是觉得断食太困难了。然而，这往往是在尝试断食之前得出的评价。大家总是跟我说："我做不到断食24小时。"然后我就会问他们："你怎么知道？你试过吗？"他们的回答是："没有，但是，我肯定做不到。"

实际上，几乎每个人都能做到断食。世界上差不多有数百万人进行断食，在没有出现血液检查或结肠镜检查等的常规检查之前，断食24小时是十分正常的。人们如果愿意尝试的话肯定也能做到。所谓熟能生巧，经常断食的话，会使其变得越来越容易。断食并不需要什么技巧——它不要你做什么，而是要你不去做。你只需要不吃东西就可以做到，这是减法，不是加法。传统保健方案需要摄取维生素、服用药物、进行手术等一系列复杂的手段，而断食几乎完全与之相对。或许这就是断食能够如此成功的原因。套用《宋飞正传》①的表达，"人们一直追求宏大的主题，而我们没有主题"。断食也是一样，没有任何附加的手段。

虽然减肥手术可能会带来许多短期效益，但是长远效益更值得商榷。而且也没必要做减肥手术。想象一下，如果减肥手术没有术后并发症，不花费任何成本，不需要昂贵的住院费和手术设备，也不需要受过专门训练的外科医生，运用"内科减肥术"——断食，上述一切都可以实现。

断食与皮质醇

皮质醇是人体经受生理或心理压力期间释放的一种激素。这会引发"战或逃"反应，是一种生存适应。

但是，皮质醇也是诱发肥胖的主要因素。实际上，合成皮质醇，是一种叫作泼尼松的物质，会导致体重增加，尤其是躯干部分。因为有些人或许将断食看作潜在的应激源，所以他们担心断食可能会提高皮质醇水平。

但是间歇性断食的研究显示，皮质醇水平几乎不受断食影响。

为期两周的间歇性断食并没有造成皮质醇增加，即使连续断食 72 小时也没有影响。个体之间可能存在差异，但是，断食期间基本不用担心。根据我的经验，大多数人在断食期间，都不会出现皮质醇增加的情况。但是，也不是说任何人都不会遭遇这种问题。有时，我的患者跟我反映，断食影响了自己的皮质醇水平。出现这种情况的时候必须要改变他们的饮食方法。

---

① 《宋飞正传》，由（美国）全国广播公司（NBC）电视台出品，主题是——没有主题 (A Show About Nothing)，由汤姆·切诺斯（Tom Cherones）执导，杰瑞·宋飞（Jerry Seinfeld）、杰森·亚历山大（Jason Alexander）等人主演。

断食期间体重会发生怎样的变化

断食减肥的效果对个体而言差别很大。经受肥胖困扰的时间越久，减肥就越困难。胰岛素等药物会使减肥难上加难。你必须始终坚持，保持耐心。

随着断食的深入，你可能最终会遇到减肥停滞期。（避免减肥停滞期的唯一方式就是一直断食，断食几周，甚至几个月。）改变断食策略或者饮食方式可能会有所帮助。有些患者将断食时间从24小时增加到36小时，甚至48小时。有些人尝试每天只进食一次，还有人试着连续断食一整周。这些方法都会有效，主要是改变断食策略。

我们还注意到，断食最初会导致体重快速下降，但这并不是因为脂肪减少。断食期间，脂肪平均每天减少0.5磅（约0.23千克）左右。如果你每天减重1磅（约0.45千克），额外减少的0.5磅只是水分，并且进食之后很快就会恢复，这完全属于正常情况，如果因为水分而恢复了一些体重，不要感到失望，也不要急于断定断食不起作用。

第6章
断食能控制2型糖尿病

世界卫生组织于 2016 年发布了第一份全球糖尿病报告。从报告中可以清楚地看出，糖尿病是一场无情的灾难。自 1980 年以来，患糖尿病的人数翻了两番。21 世纪的今天，这种古老的疾病是如何像瘟疫一样爆发的呢？

糖尿病已有数千年的历史。早在公元前 1550 年，古埃及医学古籍《埃伯斯伯比书》就首次记载了"排尿过多"的情况。同期，古代印度教的著作也讨论了"马杜梅哈"疾病，大致翻译为"蜜尿"。患者无故消瘦，吃任何东西都没办法补救。奇怪的是，蚂蚁经常会被他们莫名其妙的甜尿所吸引。公元前 250 年，孟菲斯的希腊医生阿波罗尼乌斯将这种情况称为糖尿病，名字本身就暗示了过度排尿的情况。几千年来，医学和技术不断进步，营养水平不断提高，但是，对这种古老的疾病，为何现代医疗体系无计可施？

糖尿病主要有两种类型：1 型和 2 型。两者在许多方面都是对立的。1 型糖尿病是一种自身免疫性疾病。由于某些未知的原因，身体自身的免疫系统攻击并破坏胰腺中产生胰岛素的细胞，导致胰岛素严重不足。

然而，2 型糖尿病是一种饮食和生活方式不良造成的疾病。由于人体血糖水平居高不下，身体产生过量胰岛素，从而形成胰岛素抵抗——就好像我们在房间中停留一段时间之后，就闻不到房间内的某些气味——身体长时间处于胰岛素过量的状态下，就不会对胰岛素发生的信号做出反应。2 型糖尿病与肥胖之间有着明显的联系，体重下降往往有助于缓解此病。

因为 1 型糖尿病患者体内缺少胰岛素，所以，对于他们来说，注射胰岛素可以救命。但是，对于 2 型糖尿病而言，为患者补充胰岛素并不会产生治疗疾病的效果——毕竟，2 型糖尿病患者体内已经积聚了大量胰岛素。对于他们来说，采用膳食疗法才最有可能缓解疾病。膳食疗法治疗 2 型糖尿病的历史可以追溯至几百年以前，但不幸的是，过去的经验差不多已经被我们忘干净了。

糖尿病的早期疗法

19 世纪中叶以前，两种类型的糖尿病还都是不治之症。直到 1921 年，胰岛素的发现解决了 1 型糖尿病的治疗难题。20 世纪之前，2 型糖尿病并不常见，主要原因有二：一、患者通常在 50 岁以后被诊断出 2 型糖尿病（实际上，这种疾病在过去被称为成人糖尿病），他们当时的平均寿命要低于现在的平均寿命；二、食物并不是特别充足。食物短缺加上平均寿命较短，决定了 2 型糖尿病是一种罕见的疾病，而且人们很少花费精力去寻找有效的治疗方法。人们普遍认为糖尿病是一种没有任何特定治疗方法的不治之症。

后来，被称为现代糖尿病学奠基人的阿波利奈尔·布沙尔达（1806 年—1886 年）打破了这一观点，他根据自己在普法战争期间对糖尿病患者的观察发现，周期性饥饿可以减少尿糖排泄，由此为糖尿病患者建立了一套饮食疗法。他在《糖尿或糖尿病》一书中给出一套全面的饮食策略，禁止患者食用糖类和淀粉。这与近期大众认可的低碳饮食极为类似，而人们普遍认为低碳饮食对于控制 2 型糖尿病非常有效。

20 世纪之交，著名的美国医生麦迪逊·艾伦·弗雷德里克（1879 年—1964 年）和埃利奥特·乔斯林（1869 年—1962 年）是糖尿病强化膳食治疗的主要拥护者。艾伦设想糖尿病是一种由于胰腺"过度紧张"而无法适应过度饮食需求的疾病。这一观点与我们对于胰腺"过劳"的理解没有太大的偏差。艾伦的假设是，减少饮食相当于减少胰腺的工作量，使功能失调的胰腺能够有效应对，由此，患者可以存活到胰腺完全衰竭。

1921 年科学家发现胰岛素之前，人们普遍认为艾伦的"饥饿疗法"与其他饮食方法或别的方法相比是最好的疗法。这种饮食的热量很低（800 千卡 / 天），碳水化合物含量很低（<10 克 / 天）。病人入院后，每天从上午 7 点到下午 7 点，中间每隔 2 小时摄取一些威士忌和黑咖啡，而不再食用其他食物。（艾伦博士认为必须使用威士忌的原因尚不清楚。）每天重复这种疗法，直到尿液中不再含糖。诱导期过后，只要尿液中的糖含量较低，就可以慢慢重新食用低碳食物和蛋白质。对食物的严格限制，导致许多成年人的体重仅剩 65 磅（约 30 千克）。但是，一些糖尿病患者获得的效果非常惊人，胜过之前用过的任何疗法，尿液中尿糖引起的排尿过多和口渴等症状往往会得到显著改善。

1915 年，艾伦在《美国医学杂志》上发表了 44 例患者的病例分析。1914 年—1917 年，他又治疗了 96 例患者，平均入院 69 天，最久的有 304 天。不乏医生向艾伦求助糖尿病这种"绝症"的治疗方法。但是，患者究竟有没有在出院后继续遵循"饥饿疗法"饮食方案并不清楚。艾伦在 1919 年出版的《糖尿病饮食总规定》中详细列举了 76 名患者的临床结果。

从艾伦的治疗中获得良好效果的患者，很有可能患上的是 2 型糖尿病或不完全是 1 型糖尿病。但是，由于不能分辨 1 型糖尿病和 2 型糖尿病之间的差异，艾伦的治疗效果受到严重阻碍。1 型糖尿病患者往往是体重过轻的儿童，而 2 型糖尿病患者大多是体重过重的成人，所以热量过低的饮食可能对营养不良的 1 型糖尿病患者是致命的。事实上，许多采用这种饮食方式的儿童都饿死了，艾伦和乔斯林委婉地称之为"虚乏"，该术语从专业上来讲，指的是由于饥饿而造成衰竭。这样的结果很悲惨，但要记住，因为 1 型糖尿病几乎是致命的，所以艾伦和乔斯林正是在做最后的尝试来挽救他们的生命。人们普遍认为，即使是艾伦的治疗方法，也只是在糖尿病致死与饥饿和营养不良致死之间铤而走险。但是，它代表了糖尿病的第一个有效疗法，因此，它是糖尿病治疗史上的一大创举。艾伦的饮食方案在许多学术医疗中心成为标准治疗方案，人们普遍认为这种方法拯救了几百甚至几千人的生命，足以让他们活到了依靠胰岛素治疗糖尿病的时代。

乔斯林是美国第一位糖尿病专业医生，也可能是历史上最著名的糖尿病学家，他在波士顿创立了世界著名的乔斯林糖尿病中心，并撰写了权威教科书《糖尿病治疗》，目前仍然不断再版。他发现艾伦的治疗方法让某些患者的病情得到了控制和改善，堪称奇迹。1916年的时候，他在书中写道："这种短期的营养不良有助于糖尿病的治疗，经过两年的断食辅助治疗实践后，有可能会得到所有人的认可。"

1921年，弗雷德里克·班廷与约翰·麦克劳德在多伦多大学教研过程中发现了胰岛素。人们认为糖尿病终于有得治了，并且感到非常欣喜，于是人们对所有的饮食疗法都失去了兴趣。但不幸的是，糖尿病的发展并没有就此结束，那只是春天的假象。

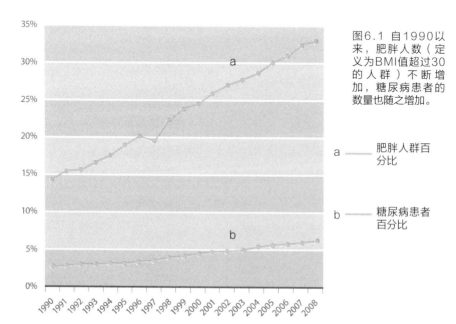

图6.1 自1990以来，肥胖人数（定义为BMI值超过30的人群）不断增加，糖尿病患者的数量也随之增加。

a —— 肥胖人群百分比

b —— 糖尿病患者百分比

　　胰岛素将 1 型糖尿病患者从死亡边缘拯救回来，但对 2 型糖尿病患者的整体病情却没有多大改善作用。幸运的是，20 世纪初的时候，2 型糖尿病就像肥胖症一样，仍然比较罕见。然而，到了 20 世纪 70 年代末，肥胖率开始逐步攀升。10 年后，2 型糖尿病的发病率也不断增长。

　　过去 30 年间，无论性别、年龄、种族和族群甚至受教育程度，不同人群的糖尿病发病率都显著增加，而且患者年龄越来越小：曾经糖尿病儿科诊所只需要解决 1 型糖尿病，而现在普遍关注的是肥胖青少年中盛行的 2 型糖尿病。

　　尽管从 19 世纪开始，我们进入医学进步、知识爆炸的时代，讽刺的是，糖尿病问题却越来越严重。尽管糖尿病是一种致命的疾病，但在 19 世纪以前却并不常见。2012 年，美国成年人中患有糖尿病的比率达到 14.3%，患有前驱糖尿病的患者达到 38%，共占总人数的 52.3%。世界各地糖尿病患者的数量都在增加。这是世界上最古老的疾病之一，大多数疾病的发病率随着医学知识的进步而有所改善，而糖尿病却变得越来越严重，到目前为止，这种疾病已经遍布世界。

　　为什么我们无力阻止 2 型糖尿病的蔓延？

遗忘的智慧：2型糖尿病与饮食之间的关系

　　如今，糖尿病专家认为 2 型糖尿病是一种慢性的进行性疾病。但是，减肥手术通过缩小胃体的尺寸来严格限制食物摄入量，这一点可以说明上述说法并不正确。2 型糖尿病通常在手术后的几周内得以改善，甚至不需要减去大量体重。

　　正如我们在第 5 章所讨论的，断食和减肥手术都可以在短时间内限制摄取的食物，所以断食有类似的医疗效果也就不足为奇了。事实上，人们对于 2 型糖尿病治疗过程的探索已经有一百多年的历史了。乔斯林认为问题的本质非常明显，根本不需要进行研究。相比皮下脂肪，内脏脂肪对健康更有害，储存在器官周围的内脏脂肪可能对 2 型糖尿病有重要影响。断食和减肥手术都能有效减少内脏脂肪。

例如，想想战争时期饥饿对 2 型糖尿病的影响。在两次世界大战期间，死于 2 型糖尿病的人数急剧下降。这是因为战时食物配给短缺，这导致人们摄取的热量在持续大幅减少。图 6.2 显示了战时糖类配给和糖尿病死亡人数同期下降，但是请记住，战时减少配给的食物不只是糖类，几乎所有的食物配给都受到限制，导致人们摄取的热量持续大幅下降，非常类似于弗雷德里克·艾伦饱受诟病的饥饿饮食法。

参看一下二战期间英国成年人每周的口粮：

培根	4盎司（约113克）
糖类	8盎司（约226克）
茶	2盎司（约57克）
奶酪	2盎司（约57克）
黄油	2盎司（约57克）

我觉得自己 13 岁大的儿子一顿饭就能吃完这些东西，可能还会吵着要

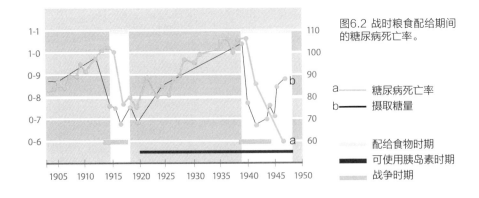

图6.2 战时粮食配给期间的糖尿病死亡率。

a —— 糖尿病死亡率
b —— 摄取糖量

配给食物时期
可使用胰岛素时期
战争时期

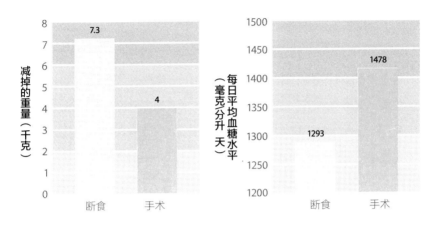

图6.3 断食比减肥手术有更好的减肥降血糖效果。

吃甜点。

两次战争期间，随着人们慢慢恢复饮食习惯，糖尿病死亡率逐渐回升，即使在 20 世纪 20 年代早期的糖尿病治疗过程中引入了胰岛素注射，死亡人数仍然不断增加。

一项对比断食和减肥手术的研究表明，断食对于控制 2 型糖尿病可能更有效。通过一对一比较发现，断食比减肥手术更能降低体重和血糖。

这些结果表明，通常情况下，2 型糖尿病是可以控制的，并不是慢性的进行性疾病。这样一来，情况就不一样了。

为什么断食能够控制2型糖尿病

众所周知，2 型糖尿病是有关胰岛素抵抗的疾病。胰岛素的主要作用之一是将血液中的葡萄糖转移到组织细胞中，从而为细胞供能。当产生胰岛素抵抗时，正常水平的胰岛素不能将葡萄糖转移到组织细胞中。这是为什么？

让我们来做个类比。将细胞看作"地铁"，葡萄糖看作等待乘车的"乘客"，胰岛素发出打开列车门的信号之后，"乘客"（葡萄糖分子）排好队进入车厢。

正常情况下，根本不需要助力葡萄糖进入细胞。

但是如果"车厢"不是空的会发生什么？如果已经挤满了"乘客"该怎么办？胰岛素发出打开车门的信号，但等候在站台上的"乘客"无法进入。从表面看来，这趟"列车"（细胞）已经对胰岛素的信号产生抵抗了。

那么，怎么做才能让更多"乘客"进入"车厢"呢？一种解决办法是雇用"地铁推手"把"乘客"推上"列车"。纽约在20世纪20年代的时候实施过这种方法，但此后北美洲已经不再推行这种方式，日本仍然有地铁推手这一职业，并将他们委婉地称作"乘客安排人员"。

胰岛素就是人体的"地铁推手"，无论如何都要把葡萄糖推进细胞。如果正常量的胰岛素不能使葡萄糖进入细胞，那么身体就会要求增援：产生更多胰岛素。但是胰岛素抵抗的主要原因是细胞内已经充满了葡萄糖。

细胞充满葡萄糖后，多余的葡萄糖溢出细胞外，导致血糖水平升高，由此诊断出2型糖尿病。如果注入更多胰岛素或者服用刺激人体产生胰岛素的药物，那么没错，更多的葡萄糖会被暂时推进细胞中，但是，细胞天生就有容纳胰岛素的限度，所以，这种情况下，即使产生再多胰岛素也不能使多余的葡萄糖分子进入细胞。

这正是2型糖尿病典型的发病过程。起初，这种疾病可以用小剂量的单一药物进行治疗，来刺激胰岛素的产生。几年后，药物已经满足不了病情了，所以需要增加药物剂量。再过几年，服用的药物越来越多，所有药物都是为了增加体内胰岛素的含量，最后，直接注射胰岛素，而且注射的剂量越来越大。治疗的推进显然没能帮助解决潜在的问题——2型糖尿病不断恶化。

如果诱发2型糖尿病的主要原因是细胞中的葡萄糖过多，那么解决方案显而易见：把所有葡萄糖赶出细胞！像胰岛素治疗方案一样把葡萄糖推进细胞只会使病情恶化。那么，如何清除体内多余的葡萄糖呢？（请记住，组织细胞中的葡萄糖才是问题的根本所在，解决了这一点，血液中的葡萄糖就不成问题了。）

实际上只有两种方法可以将过多的有害葡萄糖排出体外。首先，你需要停止摄入葡萄糖，可以采用低碳饮食法或生酮饮食法。

其次，身体需要消耗多余的葡萄糖。显然，解决问题的方法就是断食。身体需要能量来维持心、肺、肝、肾等主要器官的运作。特别是在睡眠期间，大脑需要消耗大量能量来维持正常运转。断食期间，由于没有新的葡萄糖进入，所以身体别无他选，只能使用储存的葡萄糖。

2 型糖尿病本质上是一种葡萄糖过多的疾病，不仅血液中的葡萄糖过多，体内的葡萄糖也很多。如果不吃东西的话，葡萄糖水平就会下降。只要血糖持续保持在正常范围内，糖尿病就可以得到很好的控制。

细心监测病情非常重要

如果你正在因为 2 型糖尿病或其他疾病接受药物治疗，那么你必须在开始断食之前咨询医生。大多数治疗糖尿病的药物都是基于患者当前的饮食状况来降低血糖的。如果在不调整药方的情况下改变饮食，就有患低血糖的风险，这是非常危险的。你可能会感到虚弱、盗汗或恶心呕吐。如果情况严重，甚至可能会丧失意识甚至死亡。所以，改变饮食之前很有必要与医生进行交流，以便他 / 她随时监控你的病情，并根据情况需要调整药方。

大多数药物如果不影响血糖，都可以在断食期间服用，不过还是应该事先和医生交谈。如果你不服用任何血糖药物，那么就不需要在断食期间特意监测血糖：血糖可能会轻微下降，但仍会保持在正常范围内。然而，如果你正在服用药物治疗糖尿病（这里再次强调，请务必在断食前咨询医生！）——那么，经常监测血糖是很重要的。断食过程中，或者重新进食时，都应该每天至少检查两次血糖，最好能检查四次。某些药物可能相比其他药物更容易导致低血糖，具体意见医生可以给予指导。

我经常建议患者在断食期间减少服用甚至不要服用血糖药物，只有在血糖过高时才让他们用药。如果血糖只比正常值高一点，通常都不是问题，既然不吃东西，就肯定能使血糖降下来一些，而不需要药物干预。然而，如果血糖过高，服用一剂药物就能使其回落。我认为，如果你正在用药，那么断食期间血糖的最佳范围在 8 ~ 10 毫摩尔 / 升。这一范围比没有断食时的标准要高出一些，但是，在我们试图改善糖尿病的情况下，血糖稍微高一点在短期内并没有什么危害，而断食和血糖药物治疗的主要目标是避免低血糖的风险。长期目标是成功戒除药物并使血糖保持在正常范围内。

断食期间减少药物使用通常会更好。如果血糖比预期值高，可以长期增加用药来降低血糖。但是，如果血糖过低，就必须要补充一些糖类。这样的话就会打破断食进程，从而达不到控制糖尿病的目的。所以，再强调一次，尝试断食治疗 2 型糖尿病之前一定要咨询医生。

断食全明星 艾米·伯杰

断食的一个好处是，它能够帮助重度胰岛素抵抗患者 / 高胰岛素血症患者通过消耗体内储存的脂肪来提供能量，此外，降低胰岛素水平还有很多其他效果。代谢失调几十年的人真的有必要通过断食努力使胰岛素水平恢复到健康范围内。

断食成功案例

　　我叫梅甘，是冯博士在多伦多开展的强化饮食训练项目（IDM）的负责人，实际上，该项目不止一个负责人；同时，我还是一名患者！其实，我是IDM项目最早的一批患者。

　　像该项目的多数患者一样，多年来，我饱受肥胖和健康问题的折磨。年轻的时候，我每天吃麦乐鸡块都不会长胖。23岁的时候，我体重只有97磅（约44千克），却比胖小子吃得还多，根本没有保持体重或保持健康的烦恼，但我的母亲总是警告我，35岁以后就会走下坡路，实际上，问题出现得更早一些。

　　26岁生日过后的四个月的时间里，我的体重一下子增加了53磅（约24千克）。那一年是我的人生低谷，整个人非常抑郁，感觉好像在流沙中慢慢淹没自己。那段时间，我不断地从食物中寻找安慰，吃了很多麦乐鸡块，我不再对生活感到那么失落了，却开始因为自己的外形感到难过。

　　那时的我，整个人做什么事情都没有精神，整天昏昏沉沉，头脑混乱，变得对任何人任何事都漠不关心。早上起不来床，住的地方根本不像家。

　　后来，我终于知道要做出一些改变了，于是，我就严格执行低脂低热量的饮食方法，每天吃的食物不到800千卡，吃的脂肪不超过15克。每天进食五六次，每周锻炼5小时。前两周的时候，我瘦了12磅（约5.4千克）。但在接下来的四周里，我每周只减掉1磅（约0.45千克）。后来，我尽自己最大努力尝试减肥，体重仍然没有变化。其实，后几周的时候，自己的体重不降反升。

　　我弄不明白体重为什么没有下降。我的饮食可能不是特别健康，但我吃得也不多啊。仔细观察这些天摄入的热量，我发现自己每天吃的食物只有1461千卡，吃的脂肪只有41克。可是为什么又胖了？我整个人都糊涂了。

我跑去多伦多，花了大价钱请一位知名营养师专家为我解答。看过我的食物清单之后，她说我做得很好。给出的建议就是，我应该加强锻炼。每周锻炼 5 小时还不够？接下来的两周，我每天早晚都去健身房，但是体重根本没变。后来，我又去请教这位营养师，她却摆出一副嫌弃的表情。我知道她肯定觉得我在撒谎。猜猜看她给的建议是什么？还要加强锻炼。那是我最后一次见她。

我感到特别受挫，简直一败涂地。每天吃六次饭，每顿饭都吃得不多，但总觉得没吃饱，我就这样沉迷在食物中，经常暴饮暴食，没过多久，就被诊断出心脏病，还伴有一种罕见癌症的早期症状，医生还认为可能是因为我对阿斯巴甜代糖上瘾。验血结果显示，我的糖化血红蛋白（血糖含量标志，HbA1c）含量上升到了 6.2%，出现前驱糖尿病症状。

我从 18 岁起就一直研究医学，我很清楚 2 型糖尿病的危害。我几乎每天都能看到糖尿病摧毁人们的健康。肾衰竭、神经损伤、失明、心脏病、中风——我都见过。我整个人吓傻了。

正当我一筹莫展的时候，我的同事冯博士正在推进自己的强化膳食管理项目，来帮助人们治疗糖尿病和肥胖，是基于对核心问题的深入理解展开的。

肥胖、胰岛素和糖尿病的本质几乎与我在大学里学到的营养知识完全相反。但冯博士的解释完全说得通。我终于明白了为什么自己减肥一直失败，为什么会发展成前驱糖尿病。更重要的是，我完全知道自己应该做什么。

断食

说实话，我害怕尝试断食。断食第一天真的很难熬，我整整挣扎了两个星期。第一次尝试断食 24 小时的时候，我只坚持了 22 小时，但是我告诉自己，断食 22 小时也算得上小小的成功，毕竟这也比我之前断食的时间多了整整 22 小时，以前我根本做不到。甚至在断食的最后几分钟，我都不感觉饿，我不需要吃东西，只是想吃而已。也就是在那个时候，我才真正明白，原来断食取决于心态。

第二次断食的时候，我成功做到了 24 小时不吃东西。关键是要让自己忙起来。当天晚上，我跑去健身房，本来还以为自己会从动感单车上摔下来。但是，要是真出意外也有那么多人可以救我啊，于是我就去了。不可思议的是，断食的时候，锻炼反倒更容易了。

后来的每一次断食都变得更加容易。起初我确实感到有些头痛，但是喝了几杯自己做的咸骨汤之后就好多了。一个月之后，一点都不头痛了。我感觉自己越来越有活力。断食两个月之后，我可以轻松做到断食 36 小时。现在，我偶尔会断食 7 天，断食最久的一次是 14 天。有时候，我真的觉得断食的时候更加顺心。当时，我也挣扎过要不要尝试高脂饮食法。从小到大，大人总是告诉我只有姑息治疗 [①] 的病人才能吃脂肪，也从来没把一整个鸡蛋吃完过，只能吃蛋清，还不准吃鳄梨，在厨房里都看不到黄油，只有人造黄油。过了好久，我才适应多吃天然脂肪的观念，而且，事实也证明，我吃的天然脂肪越多，获得的效果越好。

少吃碳水对于我来说也不容易。最开始尝试的时候，我会头痛、恶心、颤抖，但是血糖和血压是正常的。午餐休息时，我会坐在车里，因为不吃碳水就好像戒毒一样，整个人要窒息了。我害怕走进被快餐包围的购物中心，好像麦当劳的汽车餐厅要把我整个人连同车一起吸进去一样。每天上班的时候，我都会避开一些路线。我当时想，这么下去我会不会疯掉啊？但是，后来我发现，多吃天然脂肪的确有帮助。我开始大口大口吃椰子油，进食的时候每天吃半个鳄梨。

结果

开始断食计划的前三个月，我瘦了 30 磅（约 13.6 千克），达到了我的目标。几个月后，我总共减掉了 60 磅（约 27.2 千克），而且一年半之内体

—————————

① 姑息治疗：治疗上以缓解症状、减轻痛苦、提高生活质量、延长生命为主要目的。

重都没有反弹。在此期间，我没有感到丝毫困难。实际上，我意外减掉了另外 15 磅（约 6.8 千克）不健康的脂肪，还长了 10 磅（约 4.5 千克）肌肉。

2016 年 3 月的时候，我的糖化血红蛋白读数是 4.7%，而自 2013 年 2 月以来一直低于 5%。我从来没觉得自己身材这么好过。

过去进行某些特定工作的时候，我需要服用一些药物来缓解浮躁的情绪，但是现在我根本不需要吃药。我从来没像现在这么专注过。

我仍然很享受假期，享受放纵自我的特殊场合，但我已经学会如何平衡饮食。如果我假期的时候放纵自己，回来之后就会断食更久来达到平衡状态。周日我参加了一场旧金山巨人队的比赛，吃了一个吉拉德里圣代。我告诉我的患者，如果他们去旧金山的话，就一定要吃一个圣代。周一的时候，我的体重立马就升上来了，但我并没有慌张——我知道其中大部分是水的重量。然后我就在当天断食，只在早上喝了很多水，还在茶里加入一些椰子油。我没有感到头痛，也不觉得恶心。星期二一早，我称了称体重，又下降到了之前的重量。生活就是寻找平衡——大餐与断食。自此以后，保持体重和健康对于我来说就很容易了。

强化膳食管理项目

我的经验使我能够帮助病人获得想要的健康。这些年来，我做了很多自我实践，我让自己的病人尝试的方法都是我自己尝试过的。我每天都能从病人身上学到一些东西。

每个人在断食方面的体验都不一样，每个人都会遇到不一样的挑战。我们和病人一起寻找有效的解决方法。有些病人喜欢每天断食一次，而不是每隔一天一次。有时候，断食超过一天会令病人感到恐慌，我的任务就是帮助病人找出最适合他们生活的方法。我教病人如何断食，并帮助他们排除可能出现的所有问题。我帮助病人完成长期断食，我必须那么做。我们根据他们的目标和进度，帮助他们调整断食的持续时间和频率。

营养是这个项目的一个重要方面，我们的目标是尽量限制身体每天需要产生的胰岛素含量。断食的时候，很容易做到这一点，因为身体只会产生正常运作所需的足量胰岛素，但是，这在进食的时候算是一项挑战，我帮助患者将饮食调整为高脂肪、轻蛋白、低碳水的形式。大多数人最初会和我一样困惑，因为一旦减少碳水化合物的食用量，他们还能吃什么。我可以向你保证，有很多美食完全可以满足你。我学会了用一千种不同的方式来烹饪美味的鸡蛋。我经常吃鸡翅和培根，你完全不必因为吃培根和鸡蛋而感到愧疚，因为你自己清楚这对身体有好处！我知道这听起来有些怪，但真的是这样。

IDM 中的大多数病人都患有 2 型糖尿病或前驱糖尿病。非酒精性脂肪肝病、睡眠呼吸暂停和多囊卵巢综合征也很常见。我们为病人提供两种不同的方案：室内门诊和远程治疗方案。这两种方案都会指导病人如何断食、断食之后吃什么、什么时候吃。室内门诊接待加拿大各地的病人，有时候他们会交替进行室内门诊和远程治疗。在执行项目过程中，我们每一周、每两周或者每个月都会见一次病人，来跟踪检查他们的断食时长。借助远程治疗，我可以与世界各地的人联系，为他们提供同样的建议和耐心指导。

这种远程治疗有助于我了解各种文化中丰富的食物和营养知识。就在今天早上，我刚跟一位瑞典女性和一位新加坡男性交流过。在法国、新西兰、澳大利亚、南非、印度、中国、英国和北美洲的各个地区都有我们的患者。

看到病人病情好转是一种荣耀。在我的职业生涯中，我第一次有这种经历，几乎每一位来看病的患者都会有所好转，他们的身体状况越来越好。能够亲眼看见这些变化真的是太不可思议了。我真的很感激能和这么一群努力寻找健康生活方式的患者一起工作，我真的感到非常自豪，同时也非常感激他们让我在医学道路上走得更远。

第7章
断食长葆年轻活力

断食最显著的效果在于，它有助于减肥和控制 2 型糖尿病，除此之外，还有诸多其他好处，包括细胞自噬（细胞清洁过程）、脂解（脂肪燃烧）、抗衰老和保护神经等。也就是说，断食有益于活化大脑、长葆年轻。

增强智力

哺乳动物在大量热量流失之后，器官组织往往会缩小。但是其中的两个器官排除在外：大脑和男性睾丸。性器官是为了保持繁殖功能来繁衍后代，而大脑的认知功能同样很重要，但要保持得很好，需要以牺牲其他器官为代价。

从进化的角度来看，这一点的确讲得通。假设食物非常短缺，难以被找到，这个时候如果人类的大脑认知功能衰退、精神错乱，则会更难找到食物，那么人类在自然界生存的智力优势就白白浪费了。因此，热量减少时，大脑功能不但没有衰退，反而有所提升。劳拉·希伦布兰德的畅销小说《坚不可摧》[1]，描述了"二战"期间美国战俘在日本生存的经历。在他们感到非常饿的时候，思绪却异常清晰，他们心里很清楚，这是因为太饿了。其中一名战俘能在一周内学会挪威语；另一个人声称能把整本书背下来。

断食全明星　阿贝尔·詹姆斯

最初，看到有关研究表明断食有助于消炎，并且可以刺激人体分泌生长激素，于是，我便对断食产生了兴趣。后来，我开始尝试早上断食，意外发现自己的注意力更为集中，精力更加充沛。作为一名脑科学怪咖，脂肪饮食和间歇性断食这种提神醒脑的功效给我留下了深刻的印象。

人类和所有哺乳动物一样，感到饥饿的时候精神活动增加，而吃饱了之后则会变得迟钝。我们都有过"食困"的经历——想想感恩节吃完火鸡和南瓜派的时候是什么感受，觉得思维敏捷，还是呆若木鸡？尽管人们普遍认为，火鸡体内的色氨酸并不是引起餐后倦怠的原因，而实际上，火鸡和其他家禽体内含有的色氨酸含量差不多。所以，这只是因为吃得太多了。随着更多血液进入消化系统，用于消化吃下去的火鸡和南瓜派，脑部供血则会减少。大餐过后却对我们的脑力形成挑战，而我们唯一能做的只有坐在沙发上看看足球赛。

如果断食，情况又会怎样？回想一下你感到非常饥饿的时候，会觉得疲惫不堪、反应迟钝吗？对此我表示怀疑，相反，你很可能会更加机警，反应更加灵敏。在食物匮乏的时候，保持认知敏锐、身体敏捷有利于生存。如果

---

① 《坚不可摧》（Unbroken）是一部"二战"题材的励志小说，被誉为"感动整个美国的励志巨著"，主人公赞贝里尼的故事激励着无数人战胜苦难，重燃生活的希望。

少吃一顿饭会使我们精力下降，我们会更难找到食物，这样一来就更有可能挨饿了，由此走向一个恶性循环。当然，实际情况并非如此。我们的祖先在挨饿的时候会变得更加敏锐，这样就能为自己找到食物。对于现代人来说仍旧如此。

甚至我们的语言也反映了饥饿和精神状态之间的关系。当我们说自己渴望得到某种东西的时候——渴望权力，渴望得到关注时——我们会表现得郁郁寡欢吗？完全不会，相反，我们会变得异常警觉，蓄势待发。断食和饥饿会激励我们朝着目标前进，但是大众对其有很多误解。

一项有关断食与精神敏锐度的研究发现，持久的注意力、集中注意力、简单反应时间和即时记忆等因素都不会受到断食的影响。另一项研究发现，为期两天的断食，即使不摄取热量也不会对认知能力、认知活动、睡眠和情绪造成不利影响。

这就是断食期间的大脑状态。但是断食对大脑神经的好处不仅局限于此。断食作为一种治疗手段，具有非常好的医疗前景。动物实验研究表明，间歇性断食能够显著改善实验鼠的运动协调能力、认知能力及学习和记忆能力。有趣的是，断食甚至能够提高脑功能连通性，促使干细胞产生新的神经元。断食的另一个好处是刺激人体分泌脑源性神经营养因子（BDNF），这种蛋白质有助于促进神经元的生长，并且对长期记忆至关重要。对于动物而言，断食和运动都能使脑源性神经营养因子显著增加。与正常小鼠相比，间歇性断食的小鼠较少出现神经元退化及阿尔茨海默病、帕金森氏病和亨廷顿氏病等与年龄有关的病征。

人类研究发现，低热量饮食能为大脑神经带来类似的好处，因为断食的确限制了摄取的热量，这就是断食和低热量饮食能带来类似效果的原因。摄取热量减少 30% 以后，记忆力显著提高，大脑中的突触数量和脑电活动频次增加。

此外，胰岛素水平与记忆力水平呈负相关关系，即胰岛素水平越低，记

图7.1 断食为身体各个部位带来的多重功效。

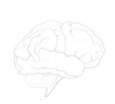

提高记忆力
提高注意力
减少炎症

促进生长激素的分泌

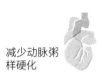

减少动脉粥样硬化

降低血压
降低心律

提高胰岛素敏感性

减少脂肪肝

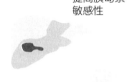

提高脂解率（燃烧脂肪）
减少瘦素
预防癌症

忆力越强。另一方面，BMI 值增加会使大脑智力下降，注意力、逻辑推理和复杂抽象思维的大脑控制区域供血量减少。因此，断食能在两方面为大脑神经带来好处：降低胰岛素；维持体重下降。

减缓衰老

我们常会发现，刚把新车买回来的时候，一切运行顺畅，但几年后，开始出现一些小故障，需要多加维护。先是换刹车，然后是换电池，需要更换的零件越来越多。最后开始不停抛锚，需要耗资上万美元来维护，留着这辆车还有什么意义吗？好像并没有什么存在的价值，然后你把它扔了，重新买一辆时髦的新车。

从这个角度来讲，人体细胞就像汽车一样。随着年龄的增长，需要移除和替换部分亚细胞，最终，由于衰老细胞无法修复，人体需要破坏这些衰老的细胞，来为健康的新细胞让路。

在细胞凋亡的过程中（也称作细胞程序性死亡），达到一定阶段的细胞就像被写入编程一样，自动死亡。虽然乍听起来可能很可怕，但是这一过程会不断更新细胞群，对人体健康至关重要。但是需要替换一些细胞成分时，也就会出现自噬的过程。

"自噬"（autophagy）一词，为诺贝尔奖得主克里斯汀·德·迪夫所创，源自希腊词汇"吃"（phagein）和"自己"（auto）。合起来的字面意思就是"吃自己"。是一种清理细胞的形式：它是一种有序推进的过程，在没有足够的能量维持细胞更新成分的情况下，通过分解过程来循环利用细胞成分。一旦所有病变细胞或破碎细胞被清理之后，身体就可以开始更新过程，通过建立新的组织和细胞来取代被破坏的组织和细胞。身体正是以这种方式不断进行自我更新，但更新的前提是要丢掉"旧零件"。

我们的身体处于不断更新的过程。我们通常只关注新细胞的生成，但有时会忘记，更新的第一步是破坏旧的细胞组织。但是细胞凋亡和自噬都是保持身体正常运转的必要条件。当这些过程被拦截时，就会出现癌症等疾病，并且旧细胞不断积累可能会导致人体衰老。如果自噬过程没有被正常激活，这些不需要的细胞成分会随着时间的推移而不断堆积。

葡萄糖、胰岛素和蛋白质水平升高都会使自噬过程闭合，而且稍有变化就会对其产生影响，即使只有 3 克的氨基酸中的亮氨酸也会妨碍自噬过程。那么，这些物质是如何影响自噬过程的呢？哺乳动物的西罗莫司靶向基因（mTOR）通道是一个重要的传感器，用来感应体内养分是否可用。当我们食用碳水化合物或蛋白质时，人体分泌胰岛素，而增加的胰岛素水平，甚至于蛋白质分解的氨基酸都能激活 mTOR 通道。人体由此感应到食物是可以被利用的，并对此做出反应——因为有足够的能量可供消耗，就没有必要清除衰老的亚细胞组织，最终抑制自噬过程。也就是说，不断摄取食物（比如一整天都在吃零食）就会抑制自噬过程。

相反，当 mTOR 处于休眠状态时，也就是当胰岛素水平降低或者氨基酸摄入减少的时候，自噬过程将不断推进。当身体感觉到暂时缺乏营养物质时，它必须优先考虑保留哪些细胞。最老的细胞会被破坏，然后破碎细胞释放的氨基酸被输送到肝脏，人体通过糖质新生过程，利用这些氨基酸产生葡萄糖，或者将其合成新的蛋白质。重要的是，mTOR 是否休眠仅与短期内营养素是否可用有关，而与肝糖原或体脂等储存的能量无关。机体是否储存能量也与 mTOR 无关，也就与自噬过程无关。

断食全明星　艾米·伯杰

> 对于有慢性炎症和 / 或神经性疾病的患者而言，断食有助于加速自噬和身体清除衰老受损组织的过程。身体一直在进行"大扫除"，当它不再需要消耗大量食物，从消化过程中解脱出来之后，就有更多精力用来自我修复。

这就是断食最能激发自噬过程的原因，也是采用断食而不采用其他饮食方法的原因，因为其他各种饮食方法都达不到这种效果，断食的这种作用是独一无二的，单纯控制摄入热量或节食是不够的。不断饮食只会抑制自噬过程，导致身体净化受阻。简单来说，断食可以清除体内不健康或不必要的细胞碎片。因此，长期断食常被称为清洁或排毒。

同时，断食也能促进生长激素的分泌，由此告知身体产生新的细胞，使身体得以彻底修复。由于它触发了旧细胞的分解机制和新细胞的生成机制，断食可以被认为是现存最有效的抗衰老方法之一。

自噬过程对于阿尔茨海默病的防治也有重要影响。阿尔茨海默病的特征

是大脑中淀粉样 β 蛋白（Aβ）的累积过多，最终破坏大脑记忆区和认知区中的突触连接。通常情况下，自噬过程可以清除 Aβ 蛋白堆积形成的团块：脑细胞激活自噬体（细胞内部"垃圾车"），吞噬目标 Aβ 蛋白并将其排出体外，由此根据身体需要随血液流动排出体外，或经循环利用合成新的蛋白质，或转化为葡萄糖。患有阿尔茨海默病的病人，自噬过程遭到破坏，Aβ 蛋白滞留在脑细胞内，将会不断累积引发阿尔茨海默病的临床症状。

癌症的形成可能也是由于自噬过程紊乱。我们了解到 mTOR 对癌症的产生有重要影响，食品和药物管理局已批准将 mTOR 抑制剂用于各种癌症治疗过程。断食对于 mTOR 起到一定的抑制作用，由此激发自噬过程，相当于间接地预防了癌症的产生。实际上，波士顿学院的生物学教授托马斯·塞弗里德博士等知名科学家也鉴于断食的抗癌作用，提出每年断食 7 天的建议。

断食全明星　托马斯·塞弗里德博士

断食可以抑制赖糖肿瘤的发展。断食也可以消除炎症，阻止炎症进一步发展成为肿瘤。前文已经提到，断食或低热量饮食能够有效减少临床前脑癌模型中远端肿瘤的侵袭。

第8章
断食有益心脏健康

血液胆固醇偏高是引起心脏病和中风等心血管疾病的一种危险因素，通常被认为可以有效治愈。这使得人们误认为胆固醇是种毒药，但事实上却并非如此。胆固醇的作用是修复细胞壁，也可以被用来合成某些激素。它对人体健康至关重要，其实，如果人体需要使用胆固醇的话，几乎体内的每一个细胞都有产生胆固醇的能力。

血液测试一般需要测量低密度脂蛋白（LDL，"有害"胆固醇）和高密度脂蛋白（HDL，"有益"胆固醇）。胆固醇与蛋白质聚合在一起形成脂蛋白，随血液移动。与胆固醇分子聚合的脂蛋白类型决定了该聚合分子是 LDL 还是 HDL，而胆固醇分子本身是相同的。

我们所谓的"高胆固醇"指的是"LDL 水平偏高"，大量的流行病学研究表明，LDL 水平升高会使心血管疾病风险增加。某些药物，特别是他汀类药物，可以显著降低 LDL 的水平。但究竟是什么因素导致 LDL 升高的呢？这个问题还没有令人满意的答案。但最初的假设是，这肯定与饮食中含有太多的胆固醇有关。结果证明，情况并非如此，接下来我们就来解释个中缘由。

在此之前，我们先来看一下心脏病的另一个危险因素，这是一种称为甘油三酯的脂肪。当肝脏中的糖原储备充足时，肝脏开始将多余的碳水化合物转化为甘油三酯。这些甘油三酯作为极低密度脂蛋白（VLDL）的主要组成部分，被移出肝脏外。在血液中，VLDL 大部分又转化成 LDL。

血液中大量的甘油三酯与心血管疾病密切相关。它几乎和水平较高的LDL一样危险，也是医生和患者更为关心的问题。甘油三酯水平升高，与LDL无关，但是会使心脏病的患病风险增加61%。这一点很值得关注，因为自1976年以来，美国人体内的甘油三酯水平一直在不断上升，会使2型糖尿病、肥胖症和胰岛素抵抗的患病率随之上升。据估计，31%的成年美国人的甘油三酯水平升高，而碳水化合物消耗量也在不断增加。

幸运的是，甘油三酯含量过高可以用低碳饮食法进行治疗，由此减缓肝脏产生甘油三酯的速度。但是，尽管饮食会影响甘油三酯的水平，但并不能认为饮食会影响胆固醇水平。

胆固醇含量高并不是因为饮食

如果食用太多膳食胆固醇导致血液胆固醇水平上升，那么就可以假设，减少食用胆固醇会使血液胆固醇水平降低。过去三年的时间里，医护人员劝诫人们减少食用富含胆固醇的食物，如蛋黄和红肉。美国农业部的《饮食指南》从一开始就明确表示我们应该"避免过多食用饱和脂肪和胆固醇"。

不幸的是，这一观点大错特错。科学界早就清楚少吃胆固醇并没有降低血液胆固醇的作用。肝脏产生的胆固醇占血液中胆固醇含量的80%，所以减少食用胆固醇几乎不会产生影响。同样，食用更多的胆固醇也不能使血液胆固醇含量显著提高。如果我们减少食用膳食胆固醇，我们的肝脏只会产生更多的胆固醇来填补缺少的胆固醇，所以实际影响是可以忽略不计的。

而且，我们需要关注的并不是胆固醇分子——请记住，无论是LDL还是HDL，都不是胆固醇在起作用，而是携带胆固醇的脂蛋白。减少胆固醇摄入，基本上没有任何生理影响，这是在很早以前就已经被证实了的。

从1913年开始，我们就已经对膳食胆固醇的恐惧超乎了理性的范围。引起心脏病发作和中风的动脉粥样硬化和动脉阻塞斑块主要是胆固醇成分，过去的种种假设认为，这些斑块是由过多食用膳食胆固醇引起的。这就好比说吃牛心会使心脏更健壮，但是，这种观点出现在 1913 年。当年，俄罗斯科学家安尼·契科夫发现给兔子喂食胆固醇会导致动脉粥样硬化。但是，兔子是食草动物，吃的食物不含胆固醇，同理，喂狮子吃干草也会使其生病，因为狮子是肉食动物。不幸的是，当时人们急于找出动脉硬化的罪魁祸首，而没有重视这一问题。

早在 20 世纪 50 年代，当代最杰出的营养研究学者安塞尔·凯斯就已经证实了，膳食胆固醇不是产生问题的原因。他在给受试对象的饮食中增加了大量胆固醇，然后检测血液胆固醇水平是否会有所上升。最终结果显示，胆固醇含量并没有什么变化。心血管流行病学规模最大的一项——七国研究，也证实了食用胆固醇不会使血液胆固醇升高。

由于饮食中的胆固醇并没有过错，饮食中的脂肪就成了首要怀疑对象——也许，人们认为，摄入大量脂肪会导致胆固醇水平升高。这一点也早已被证明是错误的，有关结论主要基于弗拉明汉的各项研究。1948 年，马萨诸塞州的弗拉明汉，加入一项研究项目中，该研究长期跟踪研究对象生活中的各个方面，包括饮食，由此来确定心脏疾病发展的重要影响因素。现在这项研究的规模越来越大，参与对象已经发展至第三代。目前已经有成千上万的医学论文探讨过弗拉明汉的心脏研究，但历史几乎已经将其遗忘。

这项大型研究，从 1957 年持续推进到 1960 年，涉及 1000 多名参与者，目的为了找出膳食脂肪和胆固醇之间的关系，其实，研究人员一直认为它们之间存在某种联系。耗资数百万美元、历时多年的潜心观察，最终却并没有发现膳食脂肪和血液中的胆固醇水平之间呈显著相关关系。食用脂肪的多少对血液胆固醇基本没有什么影响。

这些发现与当时盛行的传统理念产生强烈冲突，最终选择决定权留在研究人员手中。他们可以选择接受，寻找更接近真相的营养学理论，或者他们可以直接忽略这些结果，继续相信那些已经被证实错误的观点。但是，得出的一系列结果，一动不动地待在表格上，从未被发表在同行评议期刊上。凡是与正规营养学说相左的，无论它们本身多么正确，都是不可容忍的。

几十年后，米迦勒·伊迪斯博士找到了这项重要研究的遗本。统计学家塔维亚·戈登感叹，"不幸的是，这些数据并没有被纳入前人撰写的权威报告中，大量细致全面的研究工作也只是躺在弗拉明汉的文件中，未被使用"。研究发现，"每日摄入的脂肪总量（包括动物脂肪）与血清胆固醇水平呈现微妙的负相关关系"，换句话说，增加脂肪的摄入量将会使胆固醇水平有所下降。1970 年，弗拉明汉小镇的地方报纸上明确指出，"弗拉明汉饮食研究组报告显示，饮食与血清胆固醇水平之间没有显著关系。"

但是，几十年来，低脂观念盛行，坚果、鳄梨和橄榄油等健康高脂食物被认定是引起胆固醇升高的罪魁祸首。但真相不会被永远压制，其他研究继而证实膳食脂肪不会使胆固醇升高。

1976 年，密歇根州特库姆赛社区也曾对膳食脂肪和胆固醇之间的关系展开过研究。其中，研究人员根据血液胆固醇水平将研究对象分为三组——分别对应血液胆固醇的低、中、高水平。比较各组的饮食习惯，研究人员惊奇地发现，每组人员摄入相同量的脂肪、动物脂肪、饱和脂肪和胆固醇，而血液胆固醇水平却都没有任何变化。再一次证实了食用脂肪不会使血液中的胆固醇显著增加。

另一项研究中，一组参与研究的志愿者食用的饮食中含有 22% 的脂肪，而另一组的饮食中含有 39% 的脂肪。两组研究对象的胆固醇基础值都是 173 毫克/升，50 天后，低脂饮食组的胆固醇水平仍保持在 173 毫克/升，而高脂饮食组的胆固醇水平也没有大幅上升，只是稍微增加到 177 毫克/升。

即使严格遵循低脂饮食法也不会使血液胆固醇水平下降。在一项低脂饮食的研究中，LDL 的确略微下降了 5%，但 HDL 也下降了 6%——由于"有害"和"有益"胆固醇都下降了，所以整体风险状况并没有得到改善。

尽管所有证据都与现行理论相反，美英两国在 1977 年和 1983 年发布的

《国家膳食指南》中，还是推荐采用低脂饮食法来降低心脏病患病风险。肥胖研究专家佐伊·哈尔科姆经过细致的分析和系统评价证实，无论是在指南出版时期还是现今社会，指南中的各项建议都毫无根据。

数百万人都采用低脂肪低胆固醇的饮食方法，因为他们认为这种饮食方法有益心脏健康，却没有意识到这些方法早已被证明是无效的。2001 年，哈佛大学公共卫生学院的弗兰克·胡和沃尔特·威利特曾在论文中写道："现在越来越多的人能够认识到，低脂减肥方案几乎没有什么科学依据，还有可能对健康造成意外伤害。"那么，这是否意味着降低血液胆固醇的唯一可靠方法就是服用药物？很难这么说，但是有一种非常简单的方法可以使胆固醇水平自然下降：断食。

为什么断食有助于降低胆固醇水平？

血液中的胆固醇大多产自肝脏。减少食用胆固醇几乎不会对肝脏产生的胆固醇水平有任何影响，实际上，可能还会产生相反的效果。由于肝脏感应到摄取的胆固醇减少，所以可能只会产生更多的胆固醇来填补空缺。

那么，为什么断食会影响肝脏产生的胆固醇含量呢？由于摄取的碳水食物减少，肝脏合成的甘油三酯含量随之下降——因为多余的碳水化合物被转化为甘油三酯，不食用碳水食物意味着甘油三酯的合成量减少。要知道甘油三酯是肝脏释放的 VLDL，可以生成 LDL。所以，减少 VLDL 的含量最终会使 LDL 水平下降。

唯一可使 LDL 水平降低的方法是减少肝脏产生甘油三酯。实际上，研究证明，隔天断食 70 天可使 LDL 降低 25%，远远超过几乎所有饮食方法所能达到的效果，达到他汀类药物（降低胆固醇效果最好的药物）一半的效果。甘油三酯水平下降了 30%，类似极低碳饮食法或药物治疗的效果，对于一种纯天然、零成本的饮食干预方法来说已经很不错了。

　　需要说明的是，他汀类药物可造成糖尿病和阿尔茨海默病的患病风险，而断食则可以减轻体重，维持无脂肪组织，缩小腰围。此外，断食有助于维持 HDL 水平，而低脂饮食法往往会使 LDL 和 HDL 同时下降。总体而言，断食能够显著改善多种心脏疾病的风险因素。对于饱受心脏病和中风困扰的人来说，真正的问题并不是"为什么断食"，而是"为什么不断食"。

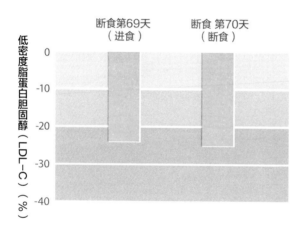

图8.1 隔天断食有助于降低低密度脂蛋白胆固醇水平。

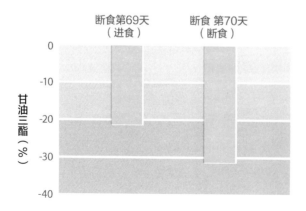

图8.2 隔天断食有助于降低甘油三酯水平。

第9章
关于"饥饿"的基本知识

我已经跟大家探讨过断食对于肥胖症和 2 型糖尿病的治疗作用。大多数人都清楚为什么断食的疗效无可厚非：如果不吃东西，就能减肥；如果不吃东西，血糖就会下降。但是，大家几乎都有一个通病——不愿意尝试断食，甚至有所抵触。为什么？因为人们对"饥饿"的恐惧就像巨人一样凌驾于一切。

毫无疑问，饥饿的不可控性是人们对断食存在疑虑的最主要原因。甚至一些"专家"宣称断食结束之后很容易导致暴饮暴食。他们常说"不要不吃饭，人是铁，饭是钢，一顿不吃饿得慌，到时候就得吃几个卡卡圈坊的甜甜圈才能缓过来。"大多数人担心因为太饿而没办法继续断食。

令人惊讶的是，数百名患者的实际经验表明，间歇性断食多半会减少饥饿感，而不会增加饥饿感。常有人说，尽管自己计划好了要吃的东西，可是间歇性断食期间，每天吃的食物不到平常的一半，但确实已经饱了。对于大多数人而言，这就是断食最让人惊喜的地方。

大约在饭后 4 小时的时候，我们开始产生阵阵饥饿感。所以我们可以想象，断食整整 24 小时会感受到 6 次饥饿。但这是不可能发生的，克服饥饿看似是一项艰巨的任务，但这主要是因为人们对饥饿的本质存在误解。

饥饿源于意识

我们往往认为，饥饿是不吃东西造成的自然生理反应，像暴风骤雨一样避之不及。我们内心有一种刻板印象，当胃里塞满食物的时候，向大脑发出吃饱了的信号。想象一下，随着胃里的食物不断被排空，降低到临界值以下时，大脑就会发出吃东西的信号。想想早上刚醒来感到饥饿的时候。有关生物节律（生物钟）的研究证明，大多数人早上醒来之后都不怎么饿，即使距离上一顿饭已经过了 12 ～ 14 小时了。相反，晚餐时的饥饿感往往会比较强烈，虽然 6 小时以前才吃的午饭。

显然，饥饿不仅仅是因为没填饱肚子，而是某种程度上的习得现象。即使我们觉得自己不饿，闻到食物的香味，听到牛排的嗞嗞作响的声音，也会让我们食欲大开。这种食物刺激不需要经过学习，而是每个人与生俱来的。但我们也可以学会在根本没有食物的情况下产生饥饿感。例如，吃饭铃可以让我们在没有饥饿感的时候产生饥饿感。巴甫洛夫对狗狗进行的经典实验证明了这些刺激的作用。

在 19 世纪 90 年代，俄国科学家伊万·巴甫洛夫研究了狗狗的唾液分泌。狗狗看到食物或者想要吃东西时就会流口水。这种反应是自然产生的，不需要经过训练。在他的实验中，由实验室助理给狗狗喂食，不久之后狗狗就会由实验工作服联想到吃东西。实验室工作服并没有开胃的功效，但因为狗狗的食物总是由穿实验室外套的人投喂的，狗狗就将实验室工作服和食物关联起来了。

不久之后，即使没有食物，狗狗一看到实验室工作服也会流口水。伊万·巴甫洛夫简直是天才，能注意到这种关联性，正是这个发现让他获得了诺贝尔奖的荣誉。

这种心理学基础知识明显也适用于饥饿，我们感受到饥饿的原因可以有很多种。有些刺激自然会让我们感到饥饿，比如牛排的香味和咝咝声。其他刺激需要一直与食物联系起来，才能令人产生饥饿感。

这些条件式的反应影响很大。刺激起食欲时，唾液分泌量、胰液分泌量和胰岛素分泌量会因为对食物的渴望而增加，这有助于在摄取食物的同时，使肠道做出反应，我们对此称为头相反应。

比如，大型饭店在食物装盘上花费大量时间和精力，就是因为他们知道人们并不是从吃第一口食物时才开始享受快感，而是从看到食物开始。同样的食物，与随意倒在盘子上相比，装点得精致诱人会让人感到更加饥饿。这样一来，饥饿感也就是从我们看到食物的时候开始产生了。

如果我们坚持每天早上 7:00 吃东西，那么就形成了一种条件反射，我们会在早上 7:00 的时候变得饥饿，即使我们在前一天晚上吃了一顿丰盛的晚餐。午餐和晚餐也是同样的道理，我们感到饥饿可能仅仅因为到饭点了而并不是真的饿了，长此以往就习得了这种条件式反应。

同样，如果每次看电影都吃美味的爆米花和含糖饮料，一想到电影也会让我们感到饥饿。当然，食品公司花费几十亿美元就是让我们形成条件性关联。看球赛的食物，看电影的食物，看电视的食物，孩子们的足球赛中场休息时的食物，听讲座的食物，听音乐会时的食物。这些条件反射，每个人都有，而且还有可能形成更多的条件反射。

大城市中，到处都有咖啡店或快餐店。北美地区的每一栋建筑里到处都有自动贩卖机。如果我们像巴甫洛夫实验中的狗狗一样，只是因为时间原因，每过 4 小时就开始想着吃东西流口水，而且习惯性地把金拱门的字样与吃东西联系起来，也难怪会发现自己越来越难以抵挡麦当劳的诱惑。我们每天都被各种食品广告轰炸。饮食的便利和我们根深蒂固的巴甫洛夫反应结合得天衣无缝，这样一来我们不发胖都难。那么，我们该如何对抗呢？

战胜饥饿条件反射

间歇性断食就是一种独特的解决方法。随意省去几顿饭，不断改变两餐之间的时间间隔，或长或短，都能打破每日三餐的饮食习惯。每隔三到五小时，我们就不再有饥饿条件反射。我们不会只因为正午到饭点或是看电影而感到饥饿。这并不是说我们根本不会感到饿——我们的确会饿，但不仅仅是因为我们对特定时间或场合存在条件反射。相反，我们饿是因为我们真的饿了。我们的身体会告诉我们什么时候需要营养而不是按照时间进食的。

你有没有过工作或学习的时候太忙以至于忘了吃早餐和午餐的经历？你只是过于专注手上的任务而没注意到自己饿了。其实，身体只是利用了储存在脂肪中的大量能量作为供能"燃料"。

断食全明星　艾米·伯杰

对于大多数人而言，断食最大的阻碍是心理因素，而不是生理反应。现代社会，工业化高度发达，我们习惯于按时吃饭，无论伤心还是喜悦，无聊还是兴奋，紧张还是孤独，看电视还是庆祝，都要有食物相伴。为了能够断食成功，试着从旧有观念中脱离出来，不要认为"应该"一日三餐。重新熟悉饥饿的感觉还不错，说得更恰当一些，给自己机会重新感受饥饿，熟悉身体向我们传达的信号是非常有益健康的。我们天生需要在大餐之后饿一段时间，而不是一直吃，一直吃。

如何打破食物与外界事物之间的联系？最简单的方法就是：专心在餐桌旁吃东西，不要在电脑前吃东西，不要在车里吃东西，不要在沙发上吃东西，不要在床上吃东西，不要在报告厅里吃东西，不要在看球赛的时候吃东西。

尽量避免盲目进食——我们应该单纯享受每一顿饭，而不是将食物当作看电影时的附加品。这样的话，食物就只与厨房和餐桌相联系，而与其他外在事物无关。当然，这些都不是什么新鲜想法，只是祖母辈传承下来的常识而已。

在打破习惯的过程中，最好用另一种相对无害的习惯来代替之前的习惯。这正是戒烟者经常嚼食口香糖的原因。如果你习惯在看电视的时候吃零食，停下这个习惯可能会让你觉得某样东西凭空不见了，而如果用喝茶的习惯来代替，就可以改掉在电视机前吃零食的习惯。也许刚开始的时候会有些奇怪，但至少不会觉得缺少了什么东西。总之，用一个习惯代替另一个习惯会更有效果。

这种方法也有助于戒掉人工甜味剂。即使人工甜味剂不含热量，也可以触发头相反应，刺激人体产生饥饿感，分泌胰岛素。也是因为这一点，我不建议在断食期间额外食用人造甜味剂。最近的研究证明，无糖饮料通常对减肥没有帮助，原因可能在于它们能够引发饥饿感，但却不能满足饥饿感。

断食期间调节饥饿条件反射

在受到某些外界刺激时，我们会产生饥饿感，这种条件反射以及某些头相反应，表明我们可以采取某些措施使断食变得更加容易。当然，不排除很多自然刺激也会令人产生饥饿感。但是，如果我们遵循一些简单的规则，饥饿就会更容易处理。

首先，如前所述，人工甜味剂可以触发头相反应，引发饥饿感，刺激胰岛素分泌，所以我建议断食期间不要食用。当然，有人觉得添加了甜味剂的咖啡可以帮助他们通过增加断食时长来减肥，如果适合你，就很好。但我的建议是尽量在断食期间不要使用甜味剂。如果你不能做到这一点，就试着稍微加一些。但是，如果使断食变得更加困难或看不到断食的效果，就必须停下来。

其次，断食期间尽量避免让身体受到食物刺激。断食期间，只是做顿饭，或者看到、闻到食物，就会让人难以忍受。这不仅仅是意志力强弱的问题，这种情况下，我们的头相反应完全被激活，而如果克制自己不吃东西，就好比试图阻止疯抢食物的食人鱼一样。我们都知道，不应该在饥饿的时候买东西吃，或在厨房里放零食，其实都是同样的道理。

直接打破某些饮食习惯可能会很困难。进食期间，可以尝试在早饭时间养成喝咖啡或喝茶的习惯。断食期间，你可能还会想吃东西，但每天喝杯咖啡会使断食变得更加容易——你不用戒掉吃早饭的习惯，也可以在晚餐时间喝一碗自制的骨汤，长此以往会使断食变得更容易。

最后，断食最重要的秘诀之一就是让自己忙起来。午餐时间保持繁忙的状态甚至会让我们忘记饥饿。此时，头相反应尚未激活。如果有人把食物放在我面前，我可能会难以抵抗美食的诱惑，但如果放在我面前的只有一堆文件，我就只会想着努力完成工作，忘了自己还饿着。

波状发展

···

　　并不是说断食期间不会感到饥饿，但是要记得，饥饿并没有我们想象的那么可怕，这一点很重要。我们常常认为饥饿感会不断加剧，最后令人无法忍受，必须用卡卡圈坊的甜甜圈来填饱自己。然而，实际情况并非如此，秘诀在于了解饥饿的程度是呈波状发展的，你只需要度过发展期就可以了。

　　回想一下你不吃午餐的时候，可能当时你正赶着要开会，刚开始的时候会觉得有点饿，但是又不能吃东西，饿着饿着，过了 1 小时之后怎么样了？饥饿感完全消失了。这时你已经度过了饥饿期。

　　断食期间忍受饥饿的最佳方法是什么？往往喝些绿茶或咖啡之后就不会觉得饿了，然后就会进入下一阶段。饥饿感不会不断加剧，而是在产生之后，达到峰值，最后消失，你所要做的就是忽略它。饥饿感肯定会再次袭来，但是如果知道它会再次消失，你就会有信心和能力去应对。

　　这一点甚至适用于扩展性断食。断食开始一两天的时候饥饿感非常强烈，一般第二天的时候最为强烈。之后，饥饿感逐渐减弱直至消失。有人推测，脂肪燃烧过程中产生的酮类有利于抑制食欲。内分泌学专家伊恩·吉利兰博士曾写道自己运用断食治疗患者的经历，"断食的确会给人带来健康……甚至还可能让人感到幸福，断食一天之后就没有人抱怨自己感到饥饿了。"有些人在断食的时候感觉很棒，甚至想再断食 14 天。实际上，所有断食研究都表明，人们在扩展性断食期间并不会感到饥饿，我们的 IDM 项目中也没有患者感到饥饿。

　　如果患者觉得自己没办法断食 24 小时以上，有时我们会建议他们尝试断食 3 ~ 7 天。这听起来似乎有些荒唐，如果断食 1 天都做不到，怎么能断食 7 天呢？这种"蛮干"的行为之所以起作用，是因为扩展性断食期间，身体逐渐学会将供能模式转换为燃脂供能，从而有机会感受在不吃东西的情况下饥饿感是如何消失的。长期断食能够使身体快速适应。度过断食的前一两天之后，饥饿感就会逐渐消失，断食者会重获信心，相信自己不会被饥饿打倒。断食期间的确会感到饥饿，但也不是不可战胜的。

怎么可能断食几天却不感觉饿呢？实际上，饥饿感的产生并不完全因为一段时间内吃没吃东西。相反，它是激素发出的一种信号，而不仅仅因为肠胃是空的。如果能避开食物的色香味等引起饥饿的非条件刺激，及引起饥饿的习得性条件刺激（包括固定的吃饭时间、看电影、看球赛等常常需要吃东西的场合），也就能避开激素发出的这些信号。

断食有助于打破所有条件刺激，从而有助于减轻饥饿感，而不会增强饥饿感。

饥饿感是一种意识状态，而不是肠胃状态。

第10章

哪些人不宜断食？

既然我们已经讨论了断食的诸多好处，现在我们需要另外说明一点：断食并不是人人皆宜。断食有一定风险，且在断食期间无法摄入一般所需的维生素、矿物质和其他必要元素，所以特殊人群绝对不可尝试医疗性断食，包括：

营养严重不良、体重过轻者

18 岁以下的少年和儿童

孕妇

哺乳期女性

还有一些人不一定要拒绝断食，但在断食期间应该谨慎作息。如果出现下列情况，最好在尝试医疗性断食之前事先咨询医生的意见：

患有痛风

药物治疗期间

患有 1 型或 2 型糖尿病

胃食管反流病

绝对不要尝试断食

营养严重不良、体重过轻者

在营养不良的情况下，刻意限制摄取营养和热量显然不是什么明智之举。

当体脂率低于 4% 时，身体只能被迫消耗蛋白质来为自身提供能量。（相比之下，男性的平均体脂率为 25%，女性的为 35%。这只是平均水平，肥胖者的体脂率要远高于此。一名优秀的马拉松运动员，尽管看起来可能比较瘦，但体脂率在 8%~10%。）脂肪中储存的能量用完之后，身体必须消耗功能组织的能量才能存活，从而导致"消瘦"，既不健康也没有任何好处。

体重指数（BMI）的计算方法是将体重（千克）除以身高的平方（平方米）：kg/m^2。通常我们将 BMI 小于 18.5 定义为体重过轻，如果某人的身高为 5.1 英尺（约 155 厘米），18.5 的 BMI 值对应的体重只有 98 磅（约 44.5 千克）。我一般不建议 BMI 低于 20 的人尝试任何断食方案，因为罹患并发症的风险大幅增加，更不建议他们尝试长期断食。

断食全明星　艾米·伯杰

我不喜欢人们将断食作为借口，在停止断食的时候，随心所欲，暴饮暴食。也不应该把断食作为一种过度饮食的惩罚手段，也不应该借此在改善饮食期间"徇私舞弊"，致使"旧瘾复发"。如果有人觉得能够从中受益，可以将其作为一种矫正生活的方法，但它不应该用作一种快速弥补内心罪过的手段。

断食是否会导致厌食？

患有神经性厌食症的患者显然不应该断食，因为他们体重过轻，严重营养不良。此外，断食还可直接表现为神经性厌食的一种症状。食物是厌食症的首选"良药"，所以不吃东西显然是不明智的。但是，断食会导致厌食吗？

答案是否定的。厌食症是一种精神障碍，即使厌食症患者自身体重过轻，他们也认为自己超重。这是一种心理疾病，而不是因为没有摄取足量的食物。对于厌食症而言，不吃东西是其症状，而不是其原因。断食不是什么有意思的事情，并没有什么可以让人沉迷的危险之处，也不会像可卡因一样让人成瘾。

如果说断食会导致厌食症，就好比说洗手会导致强迫症一样。不停洗手是强迫症的表现症状，而不是病因。

另外，几千年来，全世界有数百万人进行断食，而神经性厌食症只是最近才出现的一种心理疾病现象。如果断食会导致厌食症，那么早在几千年前就应该有所提及，而且不应该只影响女性，而不影响男性，这一点足以证明断食并不是导致厌食症的重要因素。总之，断食不会导致厌食，但厌食症患者也不应该尝试断食。

18岁以下少年儿童

对于儿童来说，正常成长比其他健康问题都要重要，而营养充足是健康成长的必要条件。限制热量摄入既限制了成长所必需的营养元素，也限制了主要器官的发育，尤其是大脑的发育。青春期孩子的正常生长尤其需要摄取大量营养物质，如果食量不足可能会导致发育迟缓，而且很可能不可逆转。18岁以下的少年儿童，断食造成营养不良的风险极高。并不是说少吃一顿饭会对孩子的健康有多大伤害，但是断食 24 小时以上是极不可取的。一直以来，这几乎是世界上所有文化体系公认的事实。文化意义上的断食总是会把儿童排除在外，以防无意间造成营养不良，尤其是在发育关键时期。

更重要的则是要教会孩子选择饮食，选择食用未加工的天然谷物就是一个好的开始。避免食用精加工食物，尤其要减少食用加糖食物，为预防肥胖、促进健康做好长远打算。

孕妇

孕期断食同样会带来类似胎儿发育的问题。发育中的胎儿需要充足的营养来保证最佳生长状态，而营养缺乏可能会在胎儿发育的关键时期造成不可逆转的伤害。所以，很多女性服用特殊调制的妊娠复合维生素。叶酸的补充尤为重要，因为缺乏叶酸可能会使胎儿罹患神经管缺陷的风险增加（如脊柱裂疾病）。叶酸在人体中只能维持几个月的时间，因此长期营养不良会使发育中的胎儿面临巨大风险。

因为孕期是九个月，这段时间内没有理由进行断食。孕期（和哺乳期，见下文）结束，便可以在更加安全的时期进行断食。再强调一次，世界上大多数文化早已意识到孕期断食有其固有的危险，而且，文化意义上的断食也总是把孕妇排除在外。

哺乳期

发育中的婴儿通过吸取母乳从母亲的身体中获取所有营养。如果母亲缺乏维生素和矿物质，那么婴儿也会有缺陷，很可能会造成生长迟缓，而且后果不可逆转。因此，我不建议哺乳期女性进行断食。偶尔少吃一顿饭当然没有什么害处，但不建议刻意进行长期断食。

再次强调，由于哺乳期一般只有几个月，而不是几年，所以没有理由在此期间进行断食。哺乳期结束以后，就可以安全地进行断食，而不会伤害到宝宝。

断食对于成年人来说大部分时间都是安全的，但如果在对自身健康或宝宝健康有害的情况下进行断食的话就太傻了。我们没有理由这么着急断食，过了这段时间等到更加安全的时候，我们有大把的时间可以用来断食。

出现下列情况需要咨询医生：

痛风

痛风是由关节内尿酸结晶过多引起的关节炎。血尿酸过高是导致这种疾病的一个主要因素，有时通过药物治疗来降低血液中的尿酸水平，从而减少疾病复发。断食期间，排尿会减少，所以排出的尿酸也会减少，从而导致体内尿酸水平升高。理论上讲，这会使痛风恶化。在一项断食研究中，有42位肥胖患者体内的尿酸增加，但都没有发展为痛风。

大多数有痛风史的患者可以轻松度过断食期。但是，了解潜在风险很重要，如果您有任何疑问，请在尝试断食之前咨询医生。

药物治疗期间

任何进行药物治疗的患者，在改变饮食方案或进行断食之前都需要咨询医生。某些药物最好与食物一起送服，断食期间显然不能达到这项要求。在断食期间通常容易出现问题的药物是阿司匹林、二甲双胍和铁镁补充剂，但往往可以通过调整断食时间来适应用药。

阿司匹林是心血管疾病患者常用的血液稀释剂。服用阿司匹林会对胃壁形成刺激，因此常出现罹患胃炎的副作用。情况严重的话，可能会导致胃部和小肠溃疡。阿司匹林与食物一起送服，能够减少这些并发症的风险。现在的很多阿司匹林药片外层都涂有保护膜，以保护胃壁不受刺激，但也只能减少胃炎和溃疡的风险，而不能完全消除。不与食物同服则会增加胃部刺激的风险。

二甲双胍是世界上使用最广泛的 2 型糖尿病药物。自 20 世纪 50 年代起，这种药物就被用来降低血糖，通常也被用于治疗多囊卵巢综合征。主要的副作用是会引起肠胃不适，最常见的症状是腹泻、恶心、呕吐，断食则可使症状加重。

铁元素补充剂通常用于慢性失血引起的血细胞数量过少，也称为缺铁性贫血。例如，很多女性经量太多，导致铁元素大量流失，体内铁元素含量过低。服用铁元素补充剂最常见的副作用是便秘和腹痛，断食可能会使症状加重。

镁元素主要储存在人体骨骼中，镁元素补充剂通常用于治疗腿部抽筋、偏头痛、下肢不宁综合征，也被用作抗酸剂和轻泻剂。口服镁元素补充剂通常会由于肠道吸收不良而导致腹泻。与食物同服往往有助于减少此类症状。2 型糖尿病患者尤见镁元素含量过低。

另一种方法是，泻盐（硫酸镁晶体）中的镁元素通过皮肤被人体吸收。将一杯泻盐溶于一桶温水中，浸泡 30 分钟之后，镁元素就会被身体吸收。这是肌肉痉挛、便秘和皮肤问题等疾病的传统治疗方法。另外，也可以制备涂抹在皮肤上的镁油或镁凝胶。

患有糖尿病

如果患有 1 型或 2 型糖尿病，则需在断食或改变饮食方案时格外小心。如果正在服用药物，则更需要多加小心。如果继续按照原来的剂量服用药物，但减少食物摄入，则会出现血糖过低的风险，也就是所谓的低血糖。

低血糖可能会出现颤抖、盗汗、烦躁、紧张、昏厥、饥饿、恶心等症状，更有甚者可能会出现精神错乱、神志昏迷和癫痫发作等，如果不加以治疗，甚至可能导致死亡。发病症状会非常迅速，如果低血糖患者出现以上这些症状，必须马上喝些含糖饮料或吃些含糖食物救命。

在调整饮食方案之前，必须咨询医生来调整糖尿病药物或胰岛素的剂量。认真监测血糖值是很重要的，如果不能做到这一点，就不应该尝试断食。（有关糖尿病断食的更多信息，详见第 113 页。）

患有胃食管反流病

胃食管反流病（GERD），通常称为胃灼热，胃酸反流至食管，对食管敏感组织造成损害。下胸部或上腹部隐隐作痛，躺下往往会更痛，患者自己的感觉是吃到胃里的东西又"回流"了上去。

腹部脂肪过多会增加胃部压力，迫使食物和胃酸回流到食管。断食则有可能使之变得更糟，因为胃中没有任何东西消耗胃酸。（这听起来有点讽刺，也有点可悲，因为断食往往是为了减肥，最终应该会使胃灼热有所好转。）减肥成功后，胃灼热往往就此治愈。有时断食能够改善胃灼热症状，因为食物会刺激胃酸分泌，所以断食有助于减少胃酸的产生。

下面是缓解胃食管反流症状的几个小技巧：

· 避免食用巧克力、咖啡因、酒精、油炸食品和柑橘等加重回流的食物。咖啡因使食管下括约肌松弛，由此使病情加重。

· 睡觉前的 3 小时不要吃任何东西。

· 饭后走一走。

· 睡觉时加高枕头。

· 饮用碱性水或柠檬水。

· 服用抗酸剂、铋溶液或雷尼替丁（赞塔克）等非处方药。

· 询问医生能否使用质子泵抑制剂等强效药。

如果这些方法无效，可以尝试修改断食方案来减轻或避免胃灼热。比如，尝试定期食用少量蔬菜沙拉，而不是直接断食。这样做可以获得断食的大多数效果，同时有助于减轻胃灼热。另外，"脂肪断食"也有可能奏效——见第 153 页。

女性是否应该断食？

我经常被人问到女性是否应该断食。我不清楚"女性不该断食"的谣言是哪来的，但我经常听到，特此来回答这个问题。

人们总是担心女性或许不能像男性一样从断食中获益。其实，这与实际情况相差甚远，几乎所有有关断食的研究都证实了男性和女性皆能受益于断食。

我自己的临床医疗经验也证实了这一点。过去五年，我帮助几百名男女患者进行断食，发现男女之间并没有什么区别。如果非要找出一些差异的话，那就是女性似乎比男性做得更好。许多女性的断食经历非常成功。我们的强化膳食管理项目主任梅甘在断食之后改善了自身的健康状况，她专注于自己的医疗事业，帮助更多人成功断食。当然，女性在断食期间也会遇到一些问题，男性往往有同样的烦恼。有趣的是，我看到的案例中，夫妻一同断食的成功率最高：相互支持会有很大帮助，能使断食更加容易。

对于女性而言，需要特别关注的是，断食会影响生殖激素。当然，营养不良的女性不该断食，因为体脂过低会导致闭经（不再经历月经周期），甚至不孕。但是体重正常的女性在断食期间的性激素水平没有明显变化。在一项研究中，研究人员检测了使用 3 天断食法的女性在月经不同阶段的生殖激素影响，葡萄糖和胰岛素维持在较低水平，符合断食规律，而所有生殖激素保持在正常范围内，超声波也显示优势卵泡（卵子）正常生长，月经周期保持不变。体脂率过低时，就会出现闭经和无排卵性月经（不产生卵子的月经周期）等问题。但是，体脂过低的女性最不应该断食（同样，体脂过低的男性也不应该断食）。如果断食期间出现闭经或其他任何月经问题，请立即停止断食。

如前所述，孕妇和哺乳期女性不应该断食，这些情况下绝对需要足够的营养来保证婴儿生长。

有关断食的许多研究可以追溯到一百多年前，这些研究都表明，无论对于男性还是女性而言，断食都是安全的。

最重要的是，无论男性还是女性，如果感到任何不适，都必须马上停止断食，并抓紧联系自己的医生或营养教练。

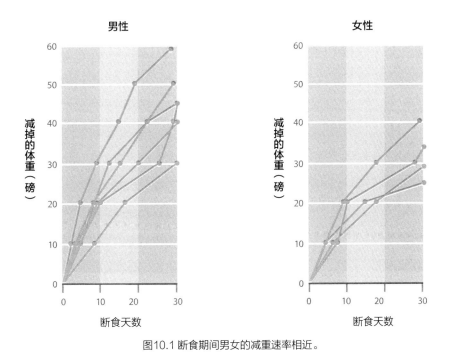

图10.1 断食期间男女的减重速率相近。

Part 2

第二部分

·
·
·
·
·
·
·

如何断食

第11章
各种不同的断食方案与对应的最佳案例

我们可以从两个方面来划分不同的断食方案：①进食期间可以吃什么；②断食的时间安排。我们将在第 12 章、13 章、14 章讨论断食时长和频次的问题。本章首先要讨论的是，对于不同断食方案而言，进食期间可以吃什么。

大多数断食方案只允许喝一些不含热量的饮料。水、茶和黑咖啡都可以，但糖类、蜂蜜、果糖、龙舌兰花蜜和其他甜味剂不能食用。对于是否能够摄取甜叶菊、阿斯巴甜和三氯蔗糖等人造甜味剂还存在一些分歧。理论上讲，这些东西不含热量，所以应该可以食用。但是，这些人造甜味剂使用了化学物质，这一点违背了断食的基本诉求，断食本身是为了清洁或者净化身体，不仅要清减不必要的糖类和脂肪，还要清减化学物质和人造添加剂。同理，断食方案也不允许使用人造香料，如覆盆子绿茶冲剂、果味混合饮料或肉汤粉块。

传统意义上的断食——饮水断食，只允许喝水，不允许喝其他饮料和添加剂。需要注意的是，这种断食一般不允许摄入食盐。如果没有盐分，身体就不能锁住水分，所以就会有脱水的危险。有的断食方案允许喝一些盐水，但是盐水一般都难以下咽。但是，幸亏身体具有保留盐分的能力，在不能从饮食中获取盐分的情况下，保证体内盐分不会大量流失。也就是说，在一定时间范围内，断食对盐分的需求会非常低，也就不存在身体缺盐的问题。

有些断食方案——果汁断食，允许摄取果汁和水分。由于果汁本身就含有糖类和热量，所以，从理论上来讲，这并不是真正的断食，但人们也经常会将其称为"断食"。果汁不同，摄取量不等，获得的效果也会不同。由于果汁富含糖类，所以这类断食方法不比严格意义上的断食更有效果。最近流行一种允许饮用"绿色"果汁的断食方法，顾名思义，这里所说的"绿色"果汁是指菠菜、甘蓝之类的蔬菜。相比橘子和苹果等榨出的甜果汁，这类果汁不含那么多糖分。另外，蔬菜液含有的汁液较少，所以榨出来的汁通常是磨碎的叶子和汁液的混合物，可以为人体提供纤维和营养物质。通常这类混合蔬菜汁中都含有芹菜。

最近一种新兴的断食方案——脂肪断食，允许食用一些相对较纯的脂肪，如椰子油、奶油和黄油，所以这也不是真正意义上的断食。我们通常不会单吃脂肪，很少有人单喝一杯橄榄油或只吃一块黄油，但有些人认为这样食用脂肪有助于减少饥饿感，从而使断食更容易进行下去。

"防弹咖啡"的兴起使越来越多的人尝试脂肪断食。为了使咖啡"防弹"，可以加入一些椰子油、中链甘油三酯（MCT油）或草料喂养的牛畜体内提取的黄油。咖啡中含有大量脂肪，所以咖啡的热量很高（不同配比的咖啡含有的热量达到400~500千卡/杯），所以，咖啡更像是代餐品。但是，咖啡中的热量几乎都来自脂肪。（防弹咖啡的调法见207页）。

断食全明星 艾米·伯杰

断食期间，食用少量纯脂或精纯脂肪（如：一勺橄榄油或椰子油，一小块黄油），并不会削弱断食带来的生理效果，有些人甚至可以食用少量坚果类食物，如澳洲坚果或核桃（这些食物中含有极少量碳水化合物和蛋白质）。有时候，吃一些坚果有助于自己将断食坚持下去，否则可能会在断食期间感到折磨，而且这类食物并不会对断食形成阻碍，削弱断食的效果。

据说，脂肪断食有诸多好处。有人说，脂肪断食结合生酮饮食或低碳饮食有助于减肥，期间，身体通过燃烧脂肪来提供能量。还有人说，脂肪有助于保持头脑清醒，或者有助于克制食欲。虽然目前并没有科学研究证明脂肪断食具有很明显的效果，但是成功的案例却比比皆是。

还有一种断食方案——无饮断食，即不允许饮用任何饮料。在我看来，这比任何一种断食方法都要困难，所以，我不建议因为医疗目的采用这种断食方法，由于轻度脱水，罹患并发症的风险就会高很多。

研究人员还开创了一种饮食方法——模拟断食饮食法，它具有断食的诸多好处，但是不必真正进行断食。这种养生方案较为复杂，每个月有 5 天时间需要减少摄取的热量。第一次将热量减少到 1,090 千卡，包括 10% 的蛋白质、56% 的脂肪和 34% 的碳水化合物。之后 4 天将热量减少到 725 千卡，营养占比同上。但是并没有足够的数据可以表明，这套方案能够达到断食的所有效果，而且，我个人不建议采用这套方法，因为没必要这么复杂，每个月正常断食 5 天要简单得多。

强化饮食管理
断食：最佳案例

我们在强化饮食管理项目（IDM）中经常运用断食来达到减肥和治疗代谢疾病（如 2 型糖尿病、脂肪肝等）的目的。无论选用哪种断食方法，持续多久的时间，我们的指导方针都会帮助你健康断食。某些方面可能适合你，而其他方面可能并不适合你，所以，你可以多试验几次，自由调整，因为并没有严格的断食规则。

IDM 断食允许饮用白水、茶水和咖啡，不允许摄取糖类、蜂蜜、龙舌兰花蜜和其他甜味剂，也不允许食用人造甜味剂和人造调料，但可以食用柠檬汁、薄荷、桂皮等天然香料。

IDM 断食也允许食用自制骨汤，这样既可以使断食更加容易，也有助于在长期断食期间避免盐分缺失。

白水

保证断食期间不要缺水。不论生水还是白开水，都是很好的选择。每天都要保证 2 升的饮水量（或者其他一些饮料）。最好每天饮用 8 盎司（约237 毫升）的水量来保证饮水充足。如果自己愿意的话，可以在水里挤点柠檬汁或酸橙汁，也可以把橘子片、浆果或黄瓜片加到水里，增加香味。将苹果醋加到水里稀释一下有助于降低血糖。但是，禁止在水里添加人造香料和甜味剂、混合果汁、覆盆子绿茶冲剂等。

茶水

绿茶、红茶、乌龙茶等各种各样的茶都是很好的选择，尤其是绿茶，人们认为绿茶中的茶多酚有助于抑制食欲。可以将各种茶混合在一起，冷饮或热饮都可以，或者用桂皮或肉豆蔻等香料来增添香味。

草药茶并不是真正的茶，因为它们不含茶叶。但是，同样有利于断食。据说，桂皮茶和姜茶都有抑制食欲的效果。薄荷茶和洋甘菊茶都有舒缓脾脏的效果。因为草药茶不含咖啡因，所以白天或晚上都可以饮用。无论是什么茶，包括草药茶，既可以冷饮也可以热饮。

在茶中加入一些牛奶也是可以的（配方见下文），但是不允许使用糖类和人造甜味剂或人造香料。如果你发现断食进行缓慢，可以停止摄入任何热量。如果患者遇到顽固的减肥停滞期，我们通常会建议他们重新采取饮水断食的方法。

咖啡

断食期间允许喝咖啡，无论含不含咖啡因。也可以在咖啡或茶中加少量奶油或椰油。但这并不算是传统意义上的断食，但是因为影响不大，所以不会削弱断食的整体效果。而且，灵活运用这些方法有助于坚持断食。这里所说的"少量"，指的是 1~2 茶匙奶油或椰子油，远不及防弹咖啡中的大量脂肪。

也可以加一些桂皮或肉豆蔻等香料，但不可以添加甜味剂、糖类或人造香料。天气热的时候，可以用冰咖啡代替。正常煮一壶咖啡，然后放在冰箱里冷却一下就可以。研究发现，咖啡对身体健康有很多好处——例如，咖啡可以降低 2 型糖尿病的患病风险，也有很强的抗氧化效果。

骨汤

断食期间饮用牛骨、猪骨、鸡骨或鱼骨等自制骨汤也是不错的选择。在骨汤中加一些蔬菜和佐料，小火慢炖 8~36 小时都可以（食谱见 208 页）。也可以用蔬菜汤来代替，但是骨汤中含有更多营养。可以选择在骨汤中加些蔬菜、香草和香料，但不要添加富含人造香料和味精的肉汤粉块。注意！罐装肉汤是劣质仿品。

我们通常建议人们在自制的骨汤当中加一小撮海盐。长期断食期间，身体可能会缺乏盐分，因为饮用的白水、茶水或咖啡中不含盐，而缺盐则可能导致脱水。海盐中可能含有微量矿物质，如钾元素和镁元素，断食期间摄取少量海盐会对身体非常有益。（对于断食 24 小时和断食 36 小时等短期断食而言，可能影响不大。）

骨汤中还含有少量蛋白质和矿物质（钙元素和镁元素），所以，严格来讲，所有允许饮用骨汤的断食都不算真正的断食。但是，很多人发现骨汤有助于把长期断食坚持下来。骨汤中含有的白明胶和蛋白质有助于减少饥饿感，还有很多其他有益健康的好处，不仅具有消炎作用，还有助于维护骨骼和关节健康。

第12章
间歇性断食

第一部分中，我们已经讨论过，断食对人体无害——实际上，几千年来，断食一直是人类社会很正常的一部分，当今世界，人们一直处于饱食状态，由此产生许多健康问题，对于饱受疾病困扰的人而言，尤其是肥胖症和2型糖尿病患者，断食具有诸多好处。

从前，人们依靠狩猎采集为生，即使在食物充足的时候，也几乎不会出现肥胖症或糖尿病问题。据估计，农业社会之前，肉食将近满足了人类饮食三分之二的热量。所以，尽管现代人和祖先一样都吃红肉和饱和脂肪，但我们的祖先好像并没有因此产生健康问题。

大约一千年前，经过农业革命，食物供给更加充足，从此我们养成了每日两餐甚至每日三餐的习惯。但是，农业社会早期，人类依靠碳水食物为生，也并没有出现肥胖等的问题，这好像只是现代社会存在的问题。

从历史的这些例子中，我们可以看出，早期文明中，即使人类食用肉类和碳水化合物，也不存在肥胖症的问题。既然肥胖症主要是胰岛素过剩的问题，那么最需要关注的就是胰岛素对食物的反应敏感度。我们已经在第5章和第6章中探讨过胰岛素的问题，吃饭的时间和频次和具体吃什么一样重要。也就是说，"什么时候吃"和"吃什么"一样重要。巧的是，间歇性断食正好能帮助我们解决这些问题。

什么是间歇性断食？

"间歇性断食"一词的意思就是正常饮食之间定期断食。每次断食持续多长时间，正常饮食持续多长时间，会有很大不同。断食方案有很多种，没有哪一种是"最佳"方案，只是所有断食方案对不同的人都有不同的效果。这种方案可能对某个人奏效，但是对另一个人却没有效果。有些人可能更喜欢短期断食，但是另外一些人可能更喜欢长期断食。没有对错之分，完全取决于个人偏好。

断食可持续12小时到3个月。你可以每周断食一次，或者每个月断食一次，甚至每年断食一次。短期断食通常更加频繁，每天都可以断食一次，而长期断食，也是最常见的断食方案，24～36小时，通常可以每周断食两到三次。

我将断食分为短期断食（少于24小时）和长期断食（大于24小时），但这种分类方式有些主观。在 IDM 项目中，采用短期断食的人一般都是为了减肥，而不是为了治疗2型糖尿病、脂肪肝或其他代谢疾病。但是，对于这类疾病而言，短期断食通常也具有良好的治疗效果。

对于短期断食而言，每天仍然需要进食，这使营养不良的风险最小化，而且也更容易适应工作和生活。

断食全明星　艾米·伯杰

我认为间歇性断食的方法很棒。通过有规律地进行断食，身体就能慢慢适应这种规律，不用经过复杂的思考就可以进行断食。间歇性断食之后，饥饿信号会变得更有规律，也就是说，饥饿感会逐渐适应断食，身体需要吃东西的时候，你就会感到饥饿，而不是因为胰岛素、血糖和应激激素的剧烈波动而产生的虚假信号。

长期断食疗效更快，但是通常不会像短期断食那么频繁。断食 24 小时以上可能听起来有些困难，但是我发现很多患者都更喜欢采用频次较低的长期断食，我们将在 13 章、14 章讨论长期断食。

请记住，你可以随时转换断食方案，而不必局限于一种方式。但是最开始断食的几个阶段往往非常困难，但也没有别的办法。就像生活中的其他事一样，你尝试得越多，断食就越容易。

短期断食方案

每天断食12小时

过去几十年，每天断食 12 小时都被看作是正常的饮食模式。假如说从早上 7 点算起，到晚上 7 点，一日三餐，然后从晚上 7 点开始断食，到第二天早上 7 点，然后吃点早餐终止断食。20 世纪 70 年代之前的饮食基本都是这个标准，当时的肥胖问题比现在少得多，这很可能并非偶然情况。

1977 年以后，人们的饮食发生了两大变化。当年美国农业部发布《美国人膳食指南》之后，我们的饮食变为高碳低脂饮食，饮食中大量精制碳水不断刺激身体分泌胰岛素，致使体重不断增加，最终导致肥胖。

断食全明星 伯特·赫林

断食方案并不能永久纠正饮食；只有坚持断食的时候才能奏效，结束断食一两天之后，矫正饮食的效果并不会马上消失。

饮食发生的另外一项变化就是进食次数逐渐增加。1997 年，人们平均

图12.1 传统饮食方案中，每天断食12小时，一日三餐，期间的胰岛素水平变化。

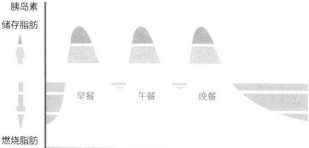

图12.2 断食16小时，饮食8小时，期间的胰岛素水平变化。在进食窗口期可以如图所示只进食两次；当然也可以选择在窗口期进食三次。

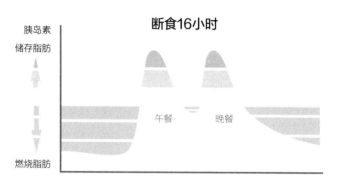

图12.3 断食20小时，饮食4小时，期间的胰岛素水平变化。如图所示，窗口期可以吃一顿晚餐。

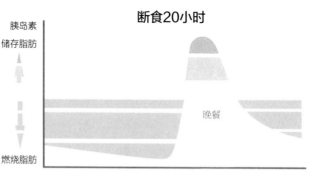

每天进食三次（算上正餐和零食）——早餐、午餐和晚餐。到 2003 年，增加到每天进食 6 次，平均每天三顿正餐和三次零食，体内的胰岛素水平持续保持在较高水平。一段时间之后，不断刺激人体分泌胰岛素，最终发展为胰岛素抵抗，反过来使胰岛素水平更高，最终导致肥胖。（详见第 5 章和第 6 章，了解有关胰岛素和胰岛素抵抗的更多内容。）

　　每天断食 12 小时的胰岛素水平非常低。这有助于抑制胰岛素抵抗的发展，从而成为对抗肥胖的有力武器。实际上，20 世纪 50 年代到 20 世纪 60 年代，如果人们食用未加工的天然食物，减少糖分摄入，结合低碳饮食，每天断食 12 小时，就足以防止大多数美国人变胖——即使他们食用了大量白面包和果酱，只要按照上述方式进食，肥胖问题也不会像现在这么严重。再者，当时全麦面包还不常见，全麦面食更是闻所未闻。

　　虽然断食 12 小时或许能够有效抑制肥胖问题的发展，但是却不足以扭转肥胖问题，要解决这类问题，通常需要稍微加长断食的时间。

断食16小时

　　这种饮食方案需要在日常饮食之余断食 16 小时。比如，你可能每天从晚上 7 点开始断食，一直到第二天上午 11 点，也可以说每天有 8 小时的饮食窗口期，所以，这种饮食方案有时候被称作限时饮食。大多数采用这种断食方式的人基本上每天都不吃早餐。但是，8 小时的窗口期内进食几次完全由自己选择。有些人选择进食两次，有些人选择进食三次。

　　瑞典一位名叫马丁·贝尔克汗的健身教练将这种断食方案推行了起来，有时候也把这种方法叫作减脂增肌法。几年之后，出版了一本名为《8 小时饮食》的书，讲的同样是饮食窗口期为 8 小时的饮食方法。

　　断食 16 小时的一个主要优势就是，很容易将其融入日常生活中。对于大多数人而言，这也就是意味着省去早饭的食物，在 8 小时的窗口期内吃一顿午饭和一顿晚饭。很多人即使早上没吃早饭也不会觉得饿，还发现这种方法非常容易执行。

每天断食16小时肯定比断食12小时更有效果，但是应当结合低碳饮食法，才能发挥最大效益。这种断食方案的减肥效果往往比较缓慢，但是非常稳定。

断食全明星　阿贝尔·詹姆斯

对于大多数人而言，相比长期断食，我更建议采用16∶8的间歇性断食方案（缩短了饮食窗口期）。实际上，断食过程中基本上都在睡觉，所以，相对而言没有那么痛苦。

断食20小时："勇士减肥法"

奥利·霍夫梅克勒在2002年出版的《勇士减肥法》一书中强调，吃饭时间几乎和吃的食物一样重要，也就是我之前说的，"什么时候吃"和"吃什么"一样重要，但是"什么时候吃"的问题却被严重低估了。

霍夫梅克勒的"勇士减肥法"正是从古老的斯巴达和罗马的勇士部落中获得的灵感，他们只在晚上4小时的窗口期内吃饭。这样一来，每天可以断食20小时。霍夫梅克勒的饮食方案也强调食用天然未加工食物，结合高强度的间歇性断食，我相信二者都是非常好的保健方式。

生物钟

生物钟，又称生物节律，是指24小时以上出现可预测的重复性周期性行为变化和激素变化。大多数动物都有生物钟。生长激素、皮质醇和甲状腺激素等几乎所有激素的分泌都有生物节律。生物节律有助于掌管胰岛素（影响体重）和生长素（控制饥饿感）的分泌，而这两种激素会对饮食和减肥造成实际影响。

胰岛素和消夜

人类经过进化，体内的生物钟主要会对周围光线的变化做出反应，而光线变化取决于四季变化和每天的时间变化。人们普遍认为石器时代的食物供应相对匮乏，主要在白天获取食物。人类在白天打猎、饮食，日落之后就看不见眼前的食物。相比人类的生物钟，夜行动物的生物钟很可能更适合在晚上进食。

提到这一点，白天进食和晚上进食有什么区别吗？有关研究较少，但是有一定的启示作用。2013 年的一项研究显示，针对一些超重的女性，根据每天固定食用大量早餐或大量晚餐进行分组实验，两个实验组的女性每天摄取的热量都是 1400 千卡，只是吃饭时间不同。

结果，吃大量早餐的实验组比吃大量晚餐的实验组减去更多体重。为什么？尽管他们吃的东西一样，后者却分泌更多胰岛素。这与 1992 年的一项研究显示的结果类似：**一天之内在不同时间摄取同样的食物，晚上分泌的胰岛素要比早上分泌的高出 25%~50%。**

断食全明星　罗布·沃尔夫

如果你处在压力较大的环境中，则有可能难以进行间歇性断食。高强度训练的运动员需要注意开展间歇性断食的方式。有些迹象表明，间歇性断食有助于增强对脂肪的适应性（尤其当结合营养生酮饮食方案的时候），但是我也见过有些人长期饮食不足，最终进入危险的"深水区"，给自己惹上麻烦。断食是一种有力的手段，但是，像其他所有手段一样，需要在使用过程中考虑清楚使用原因和当下的具体条件。

胰岛素会使体重增加，晚上分泌更多胰岛素意味着吃大量晚餐的实验组会增加更多体重。这一点非常重要，解释了肥胖是一种激素失衡的结果，而不是热量失衡的结果，也有助于解释夜班与肥胖之间的联系（众所周知，夜班工作容易长胖，但是也可能与睡眠紊乱造成皮质醇增加有关）。

晚上吃大餐似乎比其他时间更能导致胰岛素增加。当然，坊间同样建议晚上不要多吃，原因与之类似，"睡觉之前吃饭，能量消耗不完，就会转变为脂肪。"严格来讲可能并不完全准确，但是也有一定的道理。晚上吃饭特别容易增肥，这可能是进化的结果，因为这样更有助于获取脂肪，而在过去，将能量储存为脂肪有利于人类生存。

生长素和饥饿

饥饿感也有一种自然的节律。如果饥饿感只是由于缺少食物，那么我们断食一夜之后，第二天早上应该会感到饥饿。但是我个人的经验以及多项研究都表明，早上是最不容易感到饥饿的，一天之中，早餐也是吃得最少的。由此可见，饥饿感也是遵循一种自然节律，而与饮食断食无关。

引起饥饿感的激素——生长素，遵循一定的节律上升或下降，早上 8 点的时候生长素水平低，晚上 8 点的时候生长素水平高。相应地，在早上 7 点 50 的时候饥饿感降至最低，晚上 7 点 50 的时候升至最高。这是根植于我们基因序列中的自然节律。饥饿感不单单是"越久不吃东西，就会变得越饿"，激素变化起到关键作用。

有趣的是，扩展性断食期间，生长素在前两天达到峰值，然后持续下降。这与临床试验的情况完全一致：断食开始两天的饥饿感最为严重，但是很多进行长期断食的人声称，他们通常在断食两天之后饥饿感就消失了。

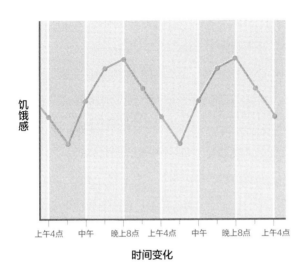

图12.4 由于体内的生物节律，饥饿感在上午8点的时候降至最低，在晚上8点的时候达到最高。

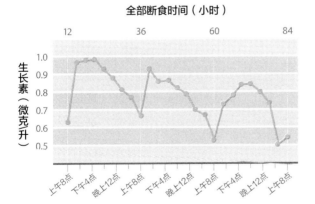

图12.5 控制饥饿感的生长素，在长期断食开始第2天的时候达到峰值。

大餐时间

那么，有关日常饮食的生物钟有什么实际意义呢？

上午 8 点的时候，饥饿感受到抑制，我们却强行让自己进食。问题出在哪儿？吃东西不会使体重下降，在我们不饿的时候强迫自己进食并不是什么万全之策。

深夜进食也不是什么好的方法。晚上 7 点 50 左右的时候，饥饿感最强烈。这时，由于食物刺激，产生的胰岛素最多，也就是说，晚上摄取同样的食物，却会刺激人体分泌更多胰岛素，而较高的胰岛素水平自然会使体重增加。

不幸的是，这个时间正好是北美地区人们吃大餐的时间。晚上吃大餐并不是出于健康考虑，而是由工作和学习时间决定的。这对上夜班的人来说尤为不利，他们可能会在深夜的时候吃大餐，导致胰岛素水平更高。

所以，最佳方案似乎应该是在中午吃大餐，有时候在正午到下午 3 点之间，而晚上少只吃一点。有趣的是，这正是传统的地中海饮食法，午餐非常丰盛，饭后午休一会儿，晚餐的时候稍微吃点东西。我们通常认为地中海饮食法非常健康是食物的原因，其实吃饭的时间也很重要。

第13章
长期断食

本书第一部分中我们谈到，为什么胰岛素和胰岛素抵抗是肥胖症和 2 型糖尿病的核心问题。由于所有食物都能在一定程度上刺激胰岛素的分泌，所以降低胰岛素水平最为有效的方法就是不吃任何东西。即使是 24 小时以内的短期断食也能抑制胰岛素抵抗的进一步发展，并且对于减肥绝对有效。

但是因为打破胰岛素抵抗不仅需要降低胰岛素水平，还需要使其持续保持在较低水平，因此，我们需要断食更久来达到这种目的，也就是长期断食。

长期断食的风险与效益

通过长期断食可以很快看到健康得以改善——体重减轻、胰岛素水平降低，但是对于服用药物的糖尿病患者而言，同样伴有罹患并发症的较高风险。我发现，相比短期断食而言，长期断食更为强效，所以长期断食对于控制 2 型糖尿病和顽固减肥尤为有效。但是，长期断食期间，我会不断监测患者的血压、生命体征和血液情况。前文中我也一再强调过，如果你感到任何不适，必须马上停止断食。感到饥饿属于正常情况，但是感到难受不适就不正常了。

如果你正在用药，必须由医生严格监控你的断食状况，当然，在开始断食或者改变饮食之前，一定要事先咨询自己的医生，这一点对于用药阶段的

2 型糖尿病患者而言尤为重要。如果断食期间的用药量和平常保持一致，就存在较高风险导致低血糖，要知道这很危险。

低血糖症状包括眩晕、盗汗、战栗，还有可能感到饥饿发抖、浑身虚弱。如果不加以治疗，病情很可能会进一步发展，致使知觉丧失、癫痫发作，极端情况下甚至会导致死亡。

血糖降低本质上来讲并不是一种并发症，因为这属于意料之中的情况，我们断食的目的就是为了降低血糖。但是，如果服用药物是为了降低血糖，那么断食期间仍然保持原来的用药量就相当于过度用药了。为了避免出现低血糖或者高血糖的情况，必须根据血糖变化仔细配比药物。断食期间，必须与医生谨慎配合，从而调整用药，而且要定期检测血糖水平。

总之，糖尿病患者在断食期间必须减少药物和胰岛素剂量，避免造成低血糖，至于减少到什么程度应该经过医生检查。

> 再重申一次：如果你正在用药，一定要在尝试长期断食之前事先咨询医生！

24小时断食

断食 24 小时有两种情况，无论是从第一天晚饭之后断食到第二天晚饭之前，还是从第一天早饭之后断食到第二天早饭之前，都是可以的。举个例子，如果你第一天晚上 7 点吃了晚饭，那么直到第二天晚上 7 点才会再次进食。尽管从字面上来看好像是一整天不吃东西，但其实在断食当天会进食一次。

与其他长期断食方案相比，这种断食方案具有一个明显的优势。由于断食当天仍然能够进食一次，因此仍然能够用食物送服强刺激性药物，如二甲双胍、铁补充剂和阿司匹林等。

这种断食方案也更容易融入日常生活，而不必打断一家人的晚饭，只需要省去早餐和午餐。尤其在忙于工作的时候更容易进行 24 小时断食，早上喝一大杯咖啡，省去早餐，然后一直忙工作，顾不上午餐，最后下班回家刚好赶上晚餐。这样下来，不仅省钱，还省时间。不需要做早餐，也不需要在饭后刷碗，回去之后吃顿晚餐，没人能察觉到你在断食。

　　24 小时断食期间并不需要特别顾虑营养不良的问题。因为每天仍然进食，所以，只需要确保在进食期间补充足够的蛋白质、维生素和矿物质，为此，可以食用富含营养的天然未加工食物。你可以遵照这种断食方案，每天断食一次。实际上，大多数人每周断食两三次就能收到很好的效果。《吃，不吃》一书的作者布拉德·皮隆建议每周断食两次。

长期断食之后的饮食

　　如果你遵循一项常规断食方案进行长期断食，最好不要在断食之后刻意限制摄取的食物热量。应该保持低碳优脂的饮食方法，食用天然未加工食物，但是要吃饱才行。断食已经保证身体消耗储存的大量能量，而且刻意减少热量摄入通常难以维持。

5：2饮食方案

　　相关方法包括 5：2 饮食方案，英国的一位医生，同时担任电视制片人的迈克尔·莫斯利博士非常提倡这种方法，著有畅销书《轻断食》。这种饮食方法提倡一段时间之内进行低热量饮食，而不是完全远离食物。但是，由于热量保持在适当水平，足以产生与断食一致的激素变化，由此带来同样的效果，运用此法取得成功的案例也有很多。

　　5：2 饮食方案的意思是，一周 7 天中，有 5 天属于正常饮食，剩余2 天属于"模拟断食"，这两天内，女性平均每天进食 500 千卡，男性进食

600 千卡，可以选择连续 "断食"，也可以选择分开 "断食"，取决于个人喜好。可以一日一餐，消耗 500~600 千卡，也可以少食多餐（当然，每餐的饭量都很小），总共消耗 500~600 千卡。

限制热量的原因是为了使人们更加适应断食。莫斯利博士认为，一整天不吃任何东西对于大多数人而言过于困难，鉴于这一点，很多人可能不愿尝试断食。但是我发现人们要比自己想象中更能断食，5∶2 饮食方案可以作为一种很好的缓冲方式，引导人们最终适应断食。一般情况下，5∶2 饮食法可以无限进行下去，即使已经达到目标体重，仍然可以采用这种方法来保持身材或达到继续减肥的效果。

断食全明星　马克·希森

如果有人需要减去很多体重，而且已经花费一定时间使身体适应燃脂供能的模式，我建议他们尝试 24 小时断食、36 小时断食甚至 48 小时断食。断食的时长可能不会超过 48 小时，但是需要保持一定频率，如每周断食 2 天，或者每隔一周断食 2 天，坚持 6 周，然后停下来。只要他们整天都在锻炼身体，或者进行剧烈运动，就会燃烧脂肪，消耗酮类，而且还有可能增长肌肉。

隔天断食

顾名思义，隔天断食意味着每隔一天断食一次。在 5∶2 饮食方案的基础上，隔天断食允许每天摄入 500~600 千卡的热量，但是因为需要每隔一天断食一次，而不是每周断食两次，所以，相对来说隔天断食要比 5∶2 饮食法更紧凑一些，遵循这种方案进行断食直到达到目标体重。此后，只要你想要保持理想体重就可以适当减少断食天数。

莱奥尼·海尔布伦为了寻找低热量饮食的替代方法，测验了隔天断食对于减肥的可行性。通过测试男性和女性志愿者使用这一方案之后的变化，海尔布伦证实了这种方法可以保证持久减肥的效果。

克里斯塔·瓦拉迪是芝加哥大学营养学助理教授，在 2010 年展开的一项研究中证实了隔天断食的有效性。她引导实验对象隔天断食一个月，之后一个月让他们按照规划方案自行断食。最后（总共两个月的时间），平均每人减重 12.6 磅（约 5.7 千克）。重要的是，瘦体组织（肌肉、蛋白质和骨骼）保持不变，减去的体重完全来自于脂肪。

36小时断食

断食 36 小时意味着一整天不吃东西。比如说，如果第一天晚上 7 点吃过晚饭之后，马上开始断食，第二天一整天不吃任何东西，一直断食到第三天上午 7 点吃早餐之后，一轮断食结束，算下来整整 36 小时。

在我们的 IDM 项目中，使用 36 小时断食方案的 2 型糖尿病患者需要每周断食三次，直到取得想要的效果，即，患者能够摆脱所有糖尿病药物，体重达到理想状态。此后，我们会帮助患者减少断食的频次，由此保持来之不易的效果，但是相比前期的断食方案要容易很多。这套断食方案具体需要维持多久，会在实际情况下因人而异，但是总体而言，病人患有 2 型糖尿病的时间越长，则断食需要持续的越久，毕竟我们不可能在数周之内就使得 20 年的糖尿病得以完全控制。但是断食持续得越久，我们就越能在合理时间内取得良好的效果。

我们建议患者每天定期测量 4 次血糖值，因为有可能出现低血糖或者高血糖的情况。断食期间一般需要减少用药，为了防止出现低血糖——这里再跟大家强调一次，如果你正在用药，在尝试任何断食方案之前一定要事先咨询医生的意见。但是，由于用药变化对不同人的影响稍有不同，有可能出

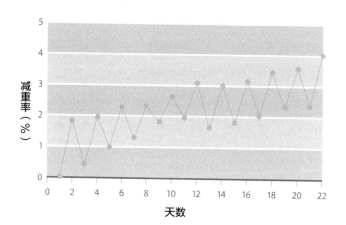

图13.1 隔天断食致使体重稳定下降。峰值代表进食，之后，体重缓缓恢复。

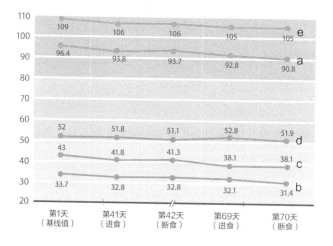

图13.2 隔天断食两个月的体重、体脂、体重指数和腰围全部减小，但是无脂肪组织（肌肉和骨骼）没有变化。

a ● 体重（千克）
b ● 体重指数（千克/平方米）
c ● 脂肪组织（千克）
d ● 无脂肪组织（千克）
e ● 腰围（厘米）

现用药过少而造成高血糖的情况。定期测量血糖，根据变化调整用药，可以将药量控制在不多不少的恰当范围内。

断食全明星 迈克尔·鲁西奥

　　大多数患者认为长期断食 2~4 天效果最好，由此使胃肠道病症得以控制。随后可以周期性断食半天或者一天，来维持效果，可能一周一次或几次。患者的症状越严重，我越有可能会推荐他采用长期断食，但是，需要在断食期间摄取营养液，如骨汤和半元素营养。断食期间主要需要关注的是疲乏无力、体重减轻、营养流失，但是通过使用良好的营养液配方（如半元素营养），这些问题都能得以保障。

42小时断食

　　IDM 项目中的许多客户一般都会省去早饭，直到快中午的时候才吃第一顿饭，这样一来，每天定期断食 16 小时（见 161 页）对于他们来说就显得很容易。刚起床的时候，食物并没有什么诱惑力，早上喝一大杯咖啡就足够了。

　　偶尔（每周两三次）将这种日常习惯与 36 小时断食结合起来，就形成了 42 小时断食。比方说，第一天晚上 6 点吃晚饭，第二天一整天不吃东西，到第三天中午的时候像往常一样吃一天中的第一顿饭，算下来整整断食了 42 小时。

第14章

扩展性断食

扩展性断食比 42 小时断食持续的时间更久。几千年来，世界各地的各个国家都有人进行长期断食。早在 1915 年的医学文献中，就有学者广泛研究过进行长期断食的人群。当时，奥托·福林医生和 W·丹尼斯医生在论文中写道，"对于肥胖症患者而言，断食是一种安全有效的减重方法"；同年，弗朗西斯·加诺·本尼迪克在撰写的一本有关长期断食的书籍中也有类似的说法。但是，后来，人们对扩展性断食作为一种疗愈手段逐渐失去了兴趣。

20 世纪 50 年代末及 20 世纪 60 年代的时候，随着越来越多医生运用断食治疗患者，人们对于断食的兴趣又重新升温。早期研究大多关注于短期断食，但是随着人们越来越熟悉断食，许多医生开始尝试使用扩展性断食。

1968 年，内分泌学家伊恩·吉利兰医生研究扩展性断食对于 46 名患者产生的效果。他让这些患者留院察看，确保他们能够适应断食。起初，吉利兰医生为患者制定了一个为期 14 天的断食方案，在此期间，只允许他们喝白水、茶水和咖啡，之后，患者出院，但是吉利兰医生要求他们每天摄取的热量在 600~1000 千卡。有趣的是，两名患者请求再次断食 14 天，因为他们相对轻松地从中取得了很好的效果，所以想要增加断食周期以获得更好的效果。

断食 14 天后，所有患者平均减重 17.2 磅（约 7.8 千克）。如医生所料，断食期间，患者的血糖水平下降，这对糖尿病患者非常有利，两周之后，三

图14.1 吉利兰在1968年开展的断食研究，其中一人在断食14天过程中的体重变化。

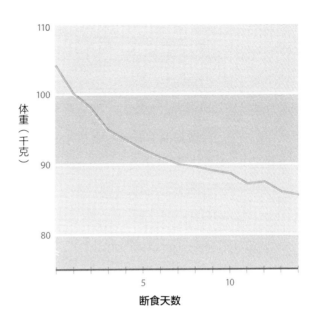

体重（千克）

断食天数

位糖尿病患者完全摆脱了胰岛素注射剂。

胰岛素促进肾脏保留盐分和水分，所以，通过断食降低胰岛素水平，有助于排出体内多余的水分。断食最初的几天，尿量随之增加。吉利兰的研究中有一位病人患有严重的充血性心力衰竭，而排出多余盐分和水分对他来说很有帮助：两周之后，走路不再气喘。

断食两周很困难吗？实际上，情况恰恰相反。吉利兰在研究报告中写道，进行断食的患者有一种"幸福感"和"健康感"。他们会觉得饿吗？答案可能让人有些吃惊，但他们真的不觉得饿："断食一天之后，我们并没有听到患者抱怨自己饿了。"当时的其他研究人员也证实了患者的这些感受。

但是，研究对象在出院之后并没有好好遵循吉利兰医生要求的饮食方案，将每天摄取的热量控制在 600~1000 千卡的范围内。之后的两年时间里，一半研究对象都没有遵循医生的意见。鉴于我们已经了解了低热量饮食的有关内容（见第 5 章），患者没能坚持低热量饮食也就不足为怪了。

断食没有最大上限。一位 27 岁的苏格兰男人在 20 世纪 70 年代的时候开始尝试断食,最初,他的体重是 456 磅(约 206.8 千克),接下来的 382 天内,他仅仅依赖一些不含热量的流体食物为生,包括复合维生素和各种各样的营养补充剂,创造了断食最久的世界纪录。整个断食期间由一位医生进行监测,并且断言称断食并没有给他带来有害健康的影响。

他的体重从 456 磅减少到 180 磅(约 82 千克)。即使断食五年之后,他仍然维持在 196 磅(约 89 千克)。血糖水平下降,但是仍然维持在正常范围内,而且并没有出现过低血糖的情况。

扩展性断食期间可能会出现的情况

吉利兰的研究涉及 46 名患者,其中 44 名患者完成了为期两周的断食,剩余的两位患者中有一位出现了恶心呕吐的情况,还有一位仅仅因为个人反对断食就退出了这个项目。完成比达到 96%!即使是两周的断食也不像大多数人想象中的那么困难。我们的临床经验证实了这一点:人们通常认为自己做不到,但是一旦我们跟 IDM 患者解释完整个过程,提供成功断食的技巧和适当的帮助之后,他们很快就能意识到断食其实很简单。

当然,他们可能需要经历一段调整适应期。实际上,开始断食的前几天通常非常困难。谈到饥饿,第二天似乎是最困难的阶段。但是,一旦你努力度过这段时间,断食就逐渐变得容易起来。饥饿感逐渐消失,而且常常会建立起一种健康幸福的感觉。这就好像锻炼一样。举个例子,最开始练习举重的时候,事后会感到肌肉酸痛。但是,这是意料之中的情况,而且也不应该成为阻挠你坚持锻炼的原因——一段时间之后,你就会变得越来越强壮,可以轻而易举地举起相同的重量,而不会感到肌肉酸痛。断食与之类似,最初可能会比较困难,但是不断实践之后就会变得越来越容易。

吉利兰医生的断食研究中,所有患者平均每天减重 0.76 磅(约 0.34 千克),这一数值根据断食结束后重新增加的水分重量进行了调整。另外一

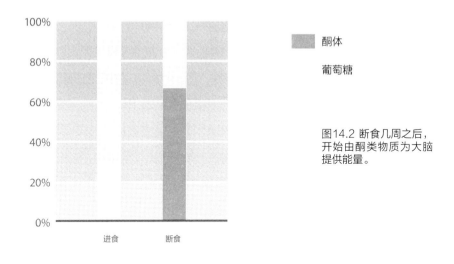

图14.2 断食几周之后，开始由酮类物质为大脑提供能量。

些超过 200 天断食的研究中，减重率与之相近，平均在 0.41~0.67 磅 / 天（0.19~0.30 千克 / 天）的范围内。在 IDM 项目中，我们告诉患者，断食期间可能每天减重 0.5 磅（约 0.23 千克），如果多于这一数值，很可能是由于胰岛素水平下降造成水分流失。

如果我们假设正常情况下每天燃烧 2,000 千卡的热量，我们知道 1 磅（约 0.45 千克）脂肪大约含有 3,500 千卡的热量，那么在真正的断食（完全不摄取热量）中，我们可能每天减掉 0.57 磅的脂肪（燃烧的 2,000 千卡 /1 磅脂肪的 3,500 千卡 = 减掉的 0.57 磅脂肪）。这与研究数据非常接近，说明整个断食期间的代谢相对稳定，没有出现代谢减缓的情况，所以断食会像正常情况一样消耗 2,000 千卡热量。那么，你可以算一下，对于拥有 100 磅（约 45 千克）脂肪的患者而言，减掉所有脂肪大概需要 200 天的时间。

扩展性断食期间，大脑逐渐降低对于葡萄糖供能的依赖性，相反，大脑的能量来源主要转换为酮体物质。科学认为，大脑更能有效使用酮类物质，从而有可能增强认知能力。酮类物质有时候被称作大脑的"超级能源"。一般需要断食 36~48 小时才能使酮类物质增加。在此之前，身体所需能量基本由分解的糖原提供。（详见本书第 37 页。）

扩展性断食很少会造成电解质紊乱的情况。血液中的钙、磷、钠、钾、氯、脲、肌酐和碳酸氢盐等矿物质保持在正常范围内，而且在断食结束之后基本保持不变。血液中的镁元素含量有时会有所下降，对于糖尿病患者而言尤其如此。体内的大多数镁元素都存在于细胞内，并不能由血液水平衡量。但是在断食382天的监测过程中，研究人员经过测量发现，断食者细胞内的镁元素含量始终保持在正常范围内。但是，安全起见，我们通常会让患者服用镁元素补充剂。

长久断食期间，排便减缓属于正常情况——因为没有食物进入到消化系统，所以排不出东西，这一点是讲得通的。在382天的断食中，断食者基本上每隔37~48天排一次便。要明白这完全属于正常现象。并不是每天排便一次才是健康状况。肠道中充满粪便而无法排出时，会因为便秘产生不适，但是扩展性断食期间，结肠中几乎没有累积的粪便，所以基本不会出现不适。这一点也可以反映出，断食期间身体循环利用基础脂肪和衰老细胞或坏死细胞分解产生的氨基酸。

最后，需要提醒大家的一点是，注意糖尿病患者和用药患者：开始长期断食之前一定要事先咨询医生的意见。另外，如果在断食期间感到任何不适，必须马上停止断食。感到饥饿属于正常情况，但是如果感到虚弱无力、身体不适或者恶心呕吐，就是不正常的，这个时候不要逼迫自己挺过断食期。

2~3天断食

遇到顽固的减肥停滞期或者血压居高不下时，可以选择延长42小时断食的期限。至于延长多久，取决于个人偏好，但是我们可以提供一些指导意见。

在IDM项目中，我们很少建议患者断食2~3天。大多数人发现断食第二天的时候是最难忍受饥饿的。第二天之后，许多人声称饥饿感减弱直至最终消失。（有人提出一项假说，认为这是由于断食两天之后大量酮体开始发挥作用。）从实际角度来讲，度过最艰难的时期之后马上停止断食似乎有些可惜。所以，我们鼓励患者持续断食 7~14 天。14 天断食能够产生 7 倍于 2 天断食的效果，却只比 2 天断食困难一点点。

7~14天断食

对于病情严重的 2 型糖尿病患者，我们最开始通常会建议他们断食 7~14 天。原因主要有以下几点：

一、这样有助于身体迅速适应断食。许多人发现，相比循序渐进的过程，7~14 天断食更容易一些。就好像一跃跳入水底和一点一点游至水底的区别。对于一些人来说，第一种方式更为简单。

二、长期断食能够快速改善血液葡萄糖水平和 2 型糖尿病。对于大量用药的患者或者遭受并发症折磨使器官受损的患者而言，治疗 2 型糖尿病和减肥的愿望更为迫切——大多情况下，2 型糖尿病一旦造成器官受损就不可逆转。通常我们能在断食五六天的时候看到血糖明显改善，而且可以减少糖尿病用药。如果采用短期断食的方案则需要更久才能获得这种效果。

我们通常将断食的上限定在 14 天，是为了使复食症候群的患病风险最小化（见下文）。许多人能够将断食期限延长至 14 天，而没有出现意外情况。但是，一般情况下，我们建议患者在重复扩展性断食之前先进行隔天断食。

复食症候群

复食指紧接着扩展性断食之后重新进食的一两天。复食产生的医疗并发症首先出现在"二战"之后日本战俘营中严重营养不良的美国人身上。此后，复食症候群也用于描述长期神经性厌食症和酒精中毒患者治疗过程出现的症状。此类患者容易出现这些症状的原因在于他们常常表现出营养不良的情况，而且体脂储备较少，不足以为身体提供能量。紧接着，在长期没有进食的过程中,身体开始分解功能蛋白来为自身提供迫切所需的能量。对于体脂充足、营养丰富的患者而言,不常出现这种情况,但即使如此,如果你尝试扩展性断食,特别是一次性断食 5 天以上,就有可能发生这种小概率事件。

由于营养不良致使体内电解质枯竭时,尤其当磷元素短缺时就会出现复食症候群。成人体内的磷元素在 500~800 克的范围内,其中大约 80% 储存在骨骼中,其余的储存在软组织中。大多数磷元素都保存在组织细胞中而不是血液中,而且血液中的磷元素含量被严格控制在一定范围内。即使长期出现营养不良的情况,血液中的磷元素仍然处于正常水平,因为骨骼中的磷元素进入血液当中。

一旦重新开始进食,致使胰岛素水平升高,刺激人体合成糖原、脂肪和蛋白质,而这些过程都需要磷元素和镁元素等矿物质的参与,而磷元素早已耗尽,难以满足这么大的需求。血液中的剩余的磷元素又太少,导致人体"电量不足",出现肌肉无力、肌肉蛋白骤降等症状,甚至会影响到心肌组织、横膈膜和呼吸肌组织。

重新进食也有可能出现镁元素匮乏的情况,导致痉挛、眩晕、战栗,甚至有时造成癫痫发作。钾元素和镁元素含量低也有可能造成心律不齐,甚至心脏骤停的情况。另外,复食期间胰岛素水平升高有可能会导致肾脏保留盐分和水分,可能表现为手脚浮肿,医学上称之为复食水肿。

长期营养不良患者和体重过轻者罹患复食症候群的风险最高。这些人包括厌食症、慢性酒精中毒、癌症、1 型糖尿病和肠道疾病患者,如果你患有以上任何一种疾病,都不宜尝试断食,需与医生探讨解决方案。更通俗地讲,体重指数小于 18.5,过去六个月体重意外下降 10%,具有酒精中毒病史或曾经滥用药物的患者都应该谨慎采用扩展性断食方案。此类患者一般都是营养不良或体重过轻而不是身体肥胖,所以没有理由尝试将断食作为治疗手段。但是,如果非常有必要,可以考虑 24 小时以内的短期断食。

幸运的是,断食者很少出现复食症候群的情况。研究发现,即使对于病情严重的住院患者而言，出现复食症候群的概率也只有 0.43%。复食症候群的主要风险因素在于长期营养不良。在我们的 IDM 项目中，将断食作为治疗手段的患者几乎都是过去 25 年以上没有少吃过一顿饭的人！所以，绝对不必担心他们出现营养不良的情况。

大多数情况下，只有当人们挨饿了才会出现复食症候群的情况——即，在不情愿且不可控的情况下，食物供应受到了限制——尤其当人们开始变得消瘦（因为挨饿造成严重营养不良），更容易出现复食症候群的情况。另一方面，断食是在自愿且可控的情况下，有意限制食物摄入，所以，出现复食症候群的情况并不常见。

为了防止在断食之后重新进食的阶段出现问题，我们建议采取以下两个步骤：

1. 不要在扩展性断食期间只喝水。饮用自制的高汤能够为人体提供磷元素等的电解质和其他蛋白质，从而有助于降低复食症候群的患病风险。为了防止人体缺乏维生素，可以每天服用适量复合维生素。

2. 断食期间，坚持日常活动，尤其是运动训练项目，有助于增强肌肉和骨骼。

2003 年，行为艺术家大卫·布莱恩在为期 44 天的断食中，减重 54 磅（约 24.5 千克），占整个体重的 25%，体重指数从 29 下降到 21.6，而血糖和胆固醇水平保持在正常范围内，却出现复食症候群和复食水肿。

整个断食期间，大卫·布莱恩将自己悬挂在一个树脂箱中，整整 44 天内，不能进行任何日常活动，甚至无法站立。这已经远远超过了断食的范畴，其实，在此期间他的肌肉和骨骼已经出现了严重萎缩。减去的重量不仅包括体脂，还包括肌肉、骨骼等瘦体组织。出现这些情况并不是因为断食，而是因为整整 44 天都被禁锢在一个箱子中。

第15章
断食技巧及常见问题解答

过去,断食是人们正常生活的主要组成部分。实际上,在许多宗教信仰中,禁食仍然扮演着重要角色。在这些文化背景下,禁食是一种共同行为。你不是一个人在禁食,而是和朋友家人一起,可以得到同伴的广泛支持,并且他们把禁食技巧一代代传承下来。但是,随着禁食人数的减少,想要禁食的人往往难以找到良好的建议。

在本章中,我们将基于上千位患者的临床经验,为大家介绍几项断食技巧,并对一些常见的问题做出解答。

但是,首先为大家提供两条成功断食的基本建议:

一、时刻牢记目标。例如,如果你只是想为即将到来的同学聚会减掉几磅肥肉,那么你的断食策略就会不同于体重400磅(约180千克)且病情严重的糖尿病患者。

二、根据取得的效果,重新调整断食策略。如果遵循隔天断食方案就能取得很好的效果,当然很棒。但是如果没有取得什么进展,一度陷入僵局,那么改变方案可能会好一些。如果你发现长期断食比短期断食要容易得多,那么就调整断食方案,适当安排长期断食;或者你发现夏天更适合进行频率更高的短期断食,而在冬天更适合进行频率低的长期断食,那么就调整方案,让断食更加适应生活,断食没有硬性要求。

断食的9大技巧

1. 饮水。早上醒来喝上满满一杯水，做好铺垫，开启水润一天。

2. 保持忙碌。保持忙碌会让你忘掉食物。在繁忙的工作日尝试断食，你可能会因为太忙而忘了饥饿。

3. 喝咖啡。咖啡能够轻微抑制食欲，有证据表明，绿茶也可以抑制食欲。另外，红茶和自制骨汤也有助于控制食欲。

4. 挺过饥饿波动期。饥饿感呈波状推进，不会恒定不变。每当饥饿袭来的时候，缓缓喝上一杯水或者一杯热咖啡，通常在喝完水或者咖啡之后，饥饿感就消失了。

5. 不要告诉别人你在断食。大多数人可能只是因为不明白断食的种种好处而试图劝阻你，显然把你对断食的理解告诉所有人并不是什么好主意。而加入互助小组往往会更有利于断食，毕竟和一群志同道合的人在一起有利于互相促进。

6. 给自己一个月的时间。身体适应断食需要一定的时间。最初尝试断食会比较困难，所以要做好准备，不要泄气，断食会变得越来越容易。

7. 进食期保证膳食营养。间歇性断食并不能成为胡吃海喝的借口，重新进食的时候，要遵循低糖低碳的营养饮食方案。遵循低碳优脂的饮食方案，有助于身体保持燃脂供能的模式，从而使断食更加容易。

8. 不要大吃大喝。断食之后，正常饮食（见第7条），假装像自己没有经历过断食一样。

9. 将断食融入个人生活。这是9大技巧中最重要的一点，而且这对于能否坚持断食的影响最大。不要为了断食而改变自己的生活，而要改变断食方案，让其融入自己的生活。不要因为断食而限制自己的社交。有些情况下不可能进行断食，比如假期、节日和婚礼，不要在庆祝活动的时候强制断食。这些场合是为了放松和享受的。庆祝之后，可以增加断食时间使之平衡，或者重新开始正常的断食方案。调整断食安排，选择对于生活来说行得通的方案。我们将在本书 193 页加以详述。

断食与其他生活技能之间没什么不同，不断练习和他人的支持是做好这件事的关键。

结束断食，重新进食

用一种温和的方式慢慢结束断食。断食时间越久，越要温和。从断食到大快朵颐有一个循序渐进的过程，有意思的是，大多数人并不这么认为，因为断食之后实在是太饿了，吃东西已经不仅仅是一种心理需求。实际上，断食之后马上暴饮暴食会导致肠胃不适，尽管情况并不严重，但是会让人感觉很不舒服。这个问题往往需要进行自我修正。

试着吃些零食或者吃一顿小食来结束断食，等半小时到一小时之后再开始吃正餐。这样一来，往往有时间度过饥饿波动期，也能慢慢调整自己，重新适应进食。24 小时以内的短期断食一般不需要特别的预防措施，但是对于长期断食而言，最好能够提前安排好。准备一小份食物，放在冰箱里，等到需要结束断食的时候，你早已做好准备，基本不会被其他各种各样的方便食品所诱惑。以下是准备第一份零食的几项建议：

1/4~1/3 杯夏威夷果、杏仁、核桃或者松子

1 汤匙花生酱或杏仁酱

1 小份沙拉（不要用沙拉酱，试着用干酪或者乳酪）

1 小碗生菜，淋上少许橄榄油和醋汁

1 碗蔬菜汤

少许肉类（比如，三片意大利烤肠或者一两片猪肉）

如果在结束断食的过程中，胃部出现疼痛感，蛋类食物很可能是罪魁祸首。如果肠胃敏感，或者担心结束断食会引起不适，重新开始进食的第一顿饭最好不要食用蛋类。

食用零食结束断食的一些技巧：

· 确保零食的量较少。因为不久之后就能吃一顿饱餐，所以没有必要狼吞虎咽。

· 细嚼慢咽。这对休息了一段时间的消化系统非常有好处，这么做能够让自己的消化系统慢慢恢复运行。

· 总的来说，一定要慢慢来。断食结束的时候，如果你为重新进食感到不安，知道自己将在一小时之内吃上一顿正餐会让你感到安慰。

· 不要忘了喝水！结束断食之前，以及吃完第一顿饭之后喝一大杯水。人们常常在结束断食之后忘了喝水，而我们常常把口渴误认为是饥饿。一定要多喝水，这样就不会暴饮暴食。

一般常识

饥饿

人们对断食存在的最大顾虑可能就是饥饿了。他们认为自己在断食期间会被饥饿击垮而控制不住自己。我们专门在第 9 章探讨了饥饿的有关问题，揭开了饥饿的本质，解释了饥饿是如何发展的，但是，这里我们还是要讲述一下，当你感到饥饿时可能会出现什么情况，有哪些方法有助于减少饥饿感。

实际上，饥饿感并不是持续不变的，而是以波状形式推进的。如果你感到饥饿，慢慢地饥饿感会逐渐消失。断食期间保持繁忙往往会很有帮助。

随着身体逐渐适应断食，开始燃烧储存的脂肪为自身提供能量，这样有助于抑制饥饿感。许多人注意到坚持自己的断食方案几周之后，食欲没有增加，反而开始下降。长期断食期间，许多人注意到断食两三天后，饥饿感完全消失了。

断食期间可以喝些饮料或加些调味品，这样有助于抑制饥饿感。以下是五种可以抑制食欲的天然食物。

水：早上醒来喝杯温水。多喝水有助于抑制饥饿。（饭前喝杯水也可以减少饥饿，还有助于防止暴饮暴食。）煮沸的矿泉水有助于治疗肠胃不适和痉挛。

绿茶：绿茶富含抗氧化剂和茶多酚，绿茶对于断食者来说有很大帮助，其中的强效抗氧化剂有助于刺激代谢，从而达到减肥的效果。

肉桂：肉桂能够延缓胃排空，还有助于抑制饥饿，降低血糖，因此在减肥过程中起到重要作用。可以将肉桂加到茶或咖啡中改善口味。

咖啡：许多人认为咖啡中的咖啡因有助于抑制饥饿，研究显示这种效果更有可能与咖啡中的抗氧化剂有关。咖啡因可以提高代谢，进一步促进脂肪燃烧。

鉴于咖啡的种种健康效益，没有理由限制咖啡的摄入。

奇异子：奇异子富含水溶纤维和 ω–3 脂肪酸。将奇异子在液体中浸泡 30 分钟，吸水之后形成凝胶，有助于抑制食欲。奇异子可以干吃，也可以做成凝胶或者布丁食用。断食期间可以食用奇异子来抑制饥饿。这里再强调一次，理论上讲，食用奇异子相当于结束断食，但是影响很小，所以并不会大大削弱断食的效果。而且，奇异子不仅有助于平衡断食和进食，更有助于适应断食。

有关饥饿的更多内容，详见本书第 9 章。

头晕

如果在断食期间感到头晕，很可能是因为脱水。为了防止头晕，需要摄取盐分和水分。断食期间一定要多喝水，为了防止盐分过低，可以在自制骨汤或矿泉水中另外加入一些海盐。

另外一种可能是血压过低——尤其在断食期间服用降血压药物，更有可能因为出现血压过低而产生头晕的现象。需要咨询医生调整用药。

头痛

最初的几次断食出现头痛是很常见的。人们认为头痛的原因在于，从盐分含量相对较高的饮食，转为盐分摄取较低的断食。头痛通常都是暂时的，随着自己逐渐习惯断食，问题自然得以解决。与此同时，可以从骨汤或者矿泉水中摄取一些盐分。

便秘

断食期间出现便秘是很常见的情况，而且也在情理之中。因为几乎没有食物进入消化系统，所以断食期间通常会减少排便。如果没有感到不适，就不需要担心排便减少。

但是，重新进食期间摄取一些富含纤维的食物、水果和蔬菜会有助于改善便秘。如果仍然便秘，可以让医生给你开一些通便的轻泻药。

胃灼热

为了防止断食结束之后出现胃灼热的症状，一定不要大吃大喝——尽量正常饮食就可以了，饭后不要立即躺下，至少要在饭后站立半小时。同样，晚上睡觉的时候，在床头垫几块木板使床体倾斜，也有助于避免晚上出现胃灼热的症状。另外，喝些加了柠檬的白开水往往也能起到一定作用。如果以上方法都不能奏效，则需要咨询医生。

肌肉痉挛

体内镁元素含量过低（常见于糖尿病患者）可能会导致肌肉痉挛。你可以服用一些非处方的镁元素补充剂，也可以泡几次泻盐浴——在温水中加入一杯泻盐，身体浸泡半小时，使镁元素通过皮肤被人体吸收。或者可以找一些镁油涂抹在身上，这样也能使镁元素通过皮肤被人体吸收。

常见问题解答

断食会不会让我变得脾气暴躁？

有趣的是，尽管这么多年来我们在强化膳食管理项目中接触过上千名患者，但是从来没有出现过这样的问题。我认为，如果有人在不吃东西的时候变得暴跳如雷，那是因为他们想要装疯卖傻，以至于假戏真做，表现得像是真疯真傻。如果我们向他们传递正确的断食观念，等到他们的理解变得正常之后，就不再暴躁。

断食会让我感到疲惫吗？

不会。我们在强化膳食管理项目的临床经验中看到的情况恰恰相反，许多患者发现他们在断食的时候会更有活力——可能是由于肾上腺素增加。你会发现自己精力非常旺盛，可以正常进行日常活动。正常情况下，断食期间一般不会持续感到疲惫。如果感到过度疲惫，应该马上停止断食，找医生看病。

断食会让我变得糊涂健忘吗？

不会。断食期间不应该出现记忆力下降或者注意力不集中的情况。相反，断食应该会使头脑更加清晰，思维更加敏锐。实际上，长期进行断食还有助于改善记忆力。有一种理论认为断食能够激活细胞清洁过程（自噬），有助于防止年龄增长造成的记忆衰退——更多内容详见本书 124 页。

断食会导致暴饮暴食？

没错，断食结束之后你会比平常吃得多。然而，进食期间吃的食物虽然高于基准线，却不足以抵消前期断食少吃的食物。一项有关 36 小时断食的研究显示，断食之后吃的食物要比平常多出将近 20%，但是整整两天摄取的热量仍然比正常情况少了 1,958 千卡。断食之后的"暴饮暴食"完全不能填补断食期间的空白。该研究得出结论，"36 小时断食……并不会在随后的进食阶段诱发一种强烈的非条件性饮食刺激，且不足以填补断食阶段的饮食空白"。

肚子总是咕噜叫，该怎么办？

试着喝些矿泉水。其中的原理尚不清楚，但是矿泉水通常有助于舒缓肠胃。

用药期间需要食物送服，断食期间该怎么办？

空腹服用一些药物可能会产生一些副作用：阿司匹林可能会导致消化不良，甚至胃溃疡；铁元素补充剂可能会造成恶心呕吐；常给糖尿病人开具的二甲双胍可能会造成恶心腹泻。关于这一点，需要询问医生断食期间能否继续用药。另外，可以试着用小份绿叶菜送服药物，因为这些绿叶菜热量低，可能不会对断食造成干扰。

断食期间，血压有时会下降。如果在断食期间服用降血压药物，可能会出现血压过低的情况，造成轻微头痛，这时，需要咨询医生以调整用药量。

如果服用糖尿病药物，开始断食之前一定要询问医生的意见，这一点非常重要——见下一个问题。

如果患有糖尿病该怎么办?

如果患有 1 型 /2 型糖尿病或者正在服用糖尿病药物,一定要格外谨慎。(一些特定的糖尿病药物,如二甲双胍,用于多囊卵巢综合征等的病症。)密切监测血糖水平,根据血糖值调整用药。如果做不到,就不要进行断食。

断食能够降低血糖。如果断食期间继续服用相同剂量的糖尿病药物,尤其是胰岛素,那么血糖可能会变得非常低,最终导致低血糖。这种情况很可能会危及生命,一定要吃些糖果或者喝些果汁使血糖恢复至正常水平,即使这意味着当天必须停止断食。断食期间一定要密切监测血糖水平,如果多次出现血糖较低的情况,就说明用药过度,而不是因为断食过程不起作用。在强化膳食管理项目中,如果预料到可能会出现血糖较低的情况,我们会在开始断食方案之间减少患者用药。但是因为断食产生的血糖变化并不能完全预测,所以必须由医生密切监测患者的血糖变化。

断食期间能否锻炼?

许多人认为断食期间会难以进行运动锻炼,而且有时候,对体力要求较高的工作人员会担心断食影响工作。

没错,锻炼需要身体提供额外的能量,但是断食期间使用存储能量的顺序保持不变。

身体最开始通过燃烧肝脏中储存的肝糖原为自身提供能量。由于锻炼需要额外的能量,糖原比其他情况下消耗得更快。但是体内的糖原一般足以提供一天消耗的能量,所以在用完之前能够维持相当多的运动。

但是,耐力运动员,如铁人三项运动员、马拉松运动员和超级马拉松运动员有时候的确会"碰壁"。糖原耗尽,身体肌肉基本上是在"坐吃山空"。也许没有什么比 1982 年铁人三项比赛中运动员"碰壁"的画面更令人印象深刻的了，当年美国选手朱莉·莫斯爬着通过了终点，甚至站都站不起来。

但是，即使糖原耗尽，我们还有大量能量储存在脂肪中，而且在断食期间，我们身体的供能模式从"耗糖供能"转换为"燃脂供能"。遵循低碳饮食或者生酮饮食方案能够训练身体组织燃烧脂肪。

同样，断食期间进行锻炼能够训练肌肉燃脂供能。可以使用储存在脂肪中几乎无限的能量，而不用依赖于有限的糖原。肌肉习惯于使用任何可以获得的能量源（"碰壁"的耐力运动员遇到的就是这种问题，他们没有适应燃脂供能的模式，而是习惯于耗糖供能。）断食期间糖原耗尽的时候，肌肉学会更加有效地燃烧脂肪。专门的燃脂蛋白数量增加，更多的脂肪分解产生能量。断食期间进行训练之后，肌肉组织利用的脂肪量增加。这些现象都表明断食能够训练肌肉燃烧脂肪而不是燃烧糖类。

但是，在耗糖供能转换为燃脂供能的适应阶段，你可能会注意到自己的运动能力有所下降。这种情况大约会持续两周时间，随着体内的糖类慢慢耗尽，肌肉需要一些时间适应供能模式的变化。个人的精力、肌力和整体运动能力会有所下降，但是会逐渐恢复。这一过程有时被称作酮适应。低碳饮食、生酮饮食和断食训练都有利于训练肌肉燃烧脂肪，但是需要时间来适应这种变化。

脂肪中储存的能量要比糖原中储存的能量多得多，对于耐力运动员而言，供能模式转换为燃脂供能之后能够获取更多的能量，这对他们来说是一大优势。如果参加超级马拉松比赛的运动员能够利用几乎无限的脂肪能量而不是非常有限的糖原能量，那么就不会出现突然跑不动的情况，也就有机会冲刺冠军。

既然身体依赖脂肪中储存的能量，断食期间就不会出现缺少能量的情况，所以，你可以，也应该在断食期间坚持日常运动，而没有理由停止锻炼。实际上，许多优秀的运动员和耐力运动员都会进行断食训练。断食期间的胰岛素水平较低，肾上腺素水平较高，能够刺激脂肪分解，燃烧脂肪产生能量。

身高 6.2 英尺（约 1.89 米）的奥斯卡提名演员休·杰克曼经常需要按照不同的电影角色增减体重。当年拍摄电影《悲惨世界》时，需要杰克曼减重 20 磅（约 9 千克），于是他采用了一套低碳饮食方案。2013 年饰演金刚狼的角色需要增肌，于是他采用了间歇性断食的方法。

现在回过头来看看刚才的问题，断食期间能够锻炼吗？绝对可以。断食期间坚持锻炼的好处：

1. 由于肾上腺素增加，有助于增强训练。

2. 由于生长激素的增加，有助于在运动之后更快恢复体力，更容易增长肌肉。

3. 由于脂肪酸增加，有助于燃烧更多脂肪。

加强训练、增肌减脂，完美！

需要注意的问题

对于每个人而言，断食期间密切监测自己的身体状况，都是保证健康的基本条件，而对糖尿病患者而言更是如此。如果你在断食期间注射胰岛素，那么至少需要每天检查四次血糖值。如果感到低血糖的任何症状，如战栗、盗汗，应该立即检测血糖值。

断食期间应该定期测量血压。一定要将常规验血结果（包括测量电解质）告诉自己的医生。除了通常需要测量的电解质，我们还经常测量钙元素、磷元素和镁元素的含量。

如果感到任何不适，马上停止断食，找医生看病。尤其当出现持续呕吐、头晕、乏力、血糖过高 / 过低、嗜睡的时候，无论对于间歇性断食还是持续性断食而言，都属于不正常的情况，应该视为危险信号。

但是饥饿和便秘都属于正常情况，可以得到控制。

美食和断食：理解生命的节奏

和家人朋友一起庆祝是美好生活不可或缺的一部分。每隔一段时间，我们都需要提醒自己生活是甜蜜美好的，或者是幸运的。而纵观人类历史，每当有重要活动的时候，我们就会用美食来庆祝。吃东西就是对生命的礼赞。生日的时候我们吃蛋糕，感恩节和圣诞节等节假日的时候我们吃火鸡，结婚典礼上我们举办宴会，纪念日的时候我们会去一家很棒的餐厅。

我们过生日不会只吃沙拉，我们不会在婚礼上吃代餐棒，我们不会在感恩节的时候大口大口地喝奶昔。

像生命中的其他事物一样，体重不会永远增加，而是间歇性的。生命中的某些阶段会长胖。青少年的时候，体重增加属于正常发育，怀孕的时候体重增加是正常的也是必需的。

每年增加的大部分体重都发生在节假日很短的一段时间内。从感恩节到新年仅仅有 6 周时间，但是增加的体重平均占到一整年（约 0.64 千克）的 2/3。

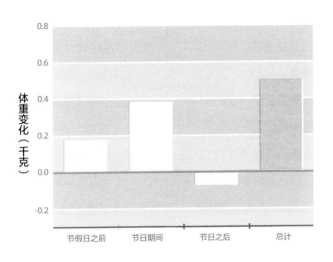

图15.1 一年之内增加的大部分体重都发生在年末节假日的期间——人类向来都是用美食庆祝节假日。

如果一年之内体重增加的速率不一致，那么减掉的体重也会参差不齐。有时需要加快速度，有时候只需要保持体重。经常采用低热量饮食的方法并不能与美食和断食的节奏相匹配，所以注定会失败。

有时需要多吃，有时应该少吃甚至不吃。这就是生命的自然规律。许多人通过规定美食和断食的时间来表示他们承认生命的这种节奏。古代文明中的人类也知道这个简单的道理，每当丰收时节，人们就会举办盛宴，但是冬天颗粒无收的时候则会经常断食。

黎明现象

对于不熟悉黎明现象的人而言，往往不明白为什么断食一段时间之后会出现高血糖的情况。为什么一段时间没吃东西之后血糖反而升高了呢？甚至长期断食期间也会出现这种情况。

黎明现象（有时称作黎明效应）一词首次出现在大约 30 年前。据估计，2 型糖尿病患者中出现黎明效应的比率高达 75%，每个人的表现程度大不相同，但都是由生物节律造成的。

早上醒来之前（大约凌晨 4:00），身体分泌更多生长激素、皮质醇、胰高血糖素和肾上腺素，这些统称为反调节激素，会对胰岛素的降血糖作用起到反调节作用，即，促使血糖升高。

这些正常的生理激素迅速增加，提前为接下来一天的身体活动做好准备。毕竟我们在睡觉的时候是最放松的状态。这些激素慢慢地把我们唤醒，胰高血糖素通知肝脏开始释放一些葡萄糖，肾上腺素为身体提供能量，生长素用于细胞修复和蛋白质的合成。皮质醇是一种应激激素，作为一般催化剂，开始增加分泌量。所有这些激素都在黎明的时候达到峰值，然后逐渐降低。

所以，即使是非糖尿病患者，在 24 小时的生物节律内，血糖水平也是不稳定的。只是，非糖尿病患者的血糖水平在黎明的时候增加得很少，所以很容易被忽略。

但是对于患有胰岛素抵抗的病人而言，胰岛素难以对血糖起到抑制作用——身体听不到胰岛素发出的信号。由于反调节激素仍在发挥作用，血糖升高不会受到影响，最终造成黎明时分的血糖高于正常水平。

断食期间，可以在一天之中的任何时间出现同样的现象。断食期间的激素变化包括生长素、肾上腺素、胰高血糖素和皮质醇上升——醒来之前像平常一样分泌各种激素。断食期间，胰岛素水平下降，而上文提到的种种激素仍然会促使身体将储存的糖释放到血液中，导致血糖升高。

胰岛素将血液中的糖（可见）转移到肝脏组织（不可见），就好像是把厨房的垃圾转移到床底下，同样都有臭味，但是床底的垃圾却看不到。胰岛素水平下降的时候，"垃圾"被重新转移到"厨房"，然后我们所能看到的血糖就升高了。

黎明时分或者扩展性断食期间升高的葡萄糖是否需要担心？并不见得。试想一下：如果你断食了两天之后发现血糖较高，升高的血糖来自哪里？只能来自你自己的身体，说得具体一点，就是来自肝脏。葡萄糖分子一直存在于你自己的身体中，而现在你为高血糖感到焦虑，是因为你能看见它了。

断食期间血糖升高，产生黎明效应的时候，并不是因为你做错了什么，而是属于正常情况。黎明效应并不意味着你需要采取更多措施来清除体内储存的糖，随着时间的变化，断食就能够帮你做到这一点。

数年来，我们在节日庆祝时需要吃美食的传统保持了下来，但是丢弃了所有的断食习惯。正常的平衡被打乱，肥胖问题就成了意料之中的后果。享受美食之后一定要断食，这样才合乎道理。

如果说肥胖的原因在于没有断食，那么没有美食会有什么样的后果呢？如果没有美食，生活就少了很多乐趣。想想看，如果你不在婚礼上饮酒，不吃蛋糕，不享受婚宴，不吃开胃小菜，生活还有什么乐趣可言呢？我们有一个专门的名词来称呼这些人：派对杀手（the party pooper）。毫无疑问，没有人愿意成为扫兴的派对杀手。

或许你能坚持 6 个月，或者更久一点，坚持 12 个月，但是能永远坚持下去吗？很难做到永远不享受美食吧。生命是跌宕起伏的，有高峰也有低谷，我们需要在高峰的时候庆祝，及时行乐，因为我们不知道低谷何时会到来。但是我们一定要在吃多吃少的不同阶段达到平衡，说到底，一切都是平衡的问题。

外出就餐

通过食物进行社交，在我们的生活中起到了非常重要的作用。我们常和朋友一起聚餐喝咖啡。这是正常自然的活动，也是世界各国文化的重要组成部分。抵制这种活动明显不是一项万全之策。为了断食而逃避所有社交场合是不健康的，长期如此可能会无法适应断食。

让断食融入生活，而不是反过来让生活适应断食。如果你知道自己要在晚上吃一顿大餐，那么就少吃一顿早餐和午餐。将断食融入生活最简单的方法就是省去早餐，因为早餐不像午餐和晚餐那样拥有那么多的社交成分。工作日期间少吃一顿早餐很容易，而且不会有人注意到，这样一来很容易就能断食 16 小时。

在工作日的时候省去午餐也相对容易一些：在工作中度过午餐时间。这样会让你在不知不觉中度过 24 小时的断食，而不需要特别努力。省去午餐也有一些额外的好处：使你能够有更多的时间工作，这样一来你就能早点下班，因为忙于工作，所以你可能会忘记饥饿；使你能够省下一些钱，否则就要每天跟同一群人一起外出就餐。省时又省钱，还能变瘦，何乐而不为呢？

Part 3

第三部分

饮食选择与制作方法

断食期间只能饮用特定的饮品：水、茶、咖啡（热咖啡或冰咖啡）以及自制高汤。

水

断食期间多喝水是很重要的。可以选择白水、矿泉水或者苏打水。

水中可以加入哪些东西	水中不可以加入哪些东西
· 青柠 · 柠檬 · 其他水果切片（只喝加了水果的水，不要吃水果，也不要喝果汁） · 醋（尤其是未经加工过滤的苹果醋） · 喜马拉雅岩盐 · 奇异子和研磨的亚麻籽（1杯水中放入1汤匙）	· 粉状或液态甜味剂（即使不含糖）

咖啡

断食期间每天最多可以喝 6 杯咖啡，可以是含咖啡因的，也可以是脱咖啡因的。更建议喝黑咖啡，但是如果自己愿意，可以在 1 杯咖啡中加入 1 汤匙脂肪(具体可以加入哪些脂肪见下表)。另外，也可以饮用不加糖的冰咖啡：像平常一样煮好咖啡之后放进冰箱，或者倒入加了冰块的杯子里。防弹咖啡的做法见 207 页。

咖啡中可以加入哪些东西	咖啡中不可以加入哪些东西
· 椰油 · 中链甘油三酯油（MCT油) · 黄油 · 酥油 · 鲜奶油（脂肪含量35%) · 一半鲜奶，一半奶油 · 全脂牛奶 · 研磨肉桂，用于调味	· 不要添加低脂或脱脂牛奶，全脂牛奶更好 · 加工成粉状的奶制品 · 任何天然和人工甜味剂

茶水

断食期间可以随意饮用茶水，许多茶都有抑制食欲、降低血糖等效果。

绿茶	良好的食欲抑制剂
肉桂奇异子茶	·有助于降低血糖 ·有助于抑制对甜食的渴望
薄荷茶	·良好的食欲抑制剂 ·有助于缓解肠胃不适，如腹胀
苦瓜茶	·有助于降低血糖
红茶	·有助于降低血糖
乌龙茶	·有助于降低血糖

　　最好在断食期间饮用红茶，但是如果自己愿意，可以在茶中加入 1 汤匙脂肪（具体可以加入哪些脂肪见下表）。也可以煮好茶之后放进冰箱冷冻或者直接浇在冰块上做成不加糖的凉茶。也可以按照 207 页防弹咖啡的烹法，将咖啡替换成茶，做成防弹茶。

茶中可以加入哪些东西	茶中不可以加入哪些东西
·椰油 ·中链甘油三酯油（MCT油） ·黄油 ·酥油 ·鲜奶油（脂肪含量35%） ·一半鲜奶，一半奶油 ·全脂牛奶 ·研磨肉桂，用于调味 ·柠檬	·不要添加低脂或脱脂牛奶，全脂牛奶更好 ·加工成粉状的奶制品 ·任何天然和人工甜味剂

自制高汤

最初的几次断食期间出现轻微头晕现象属于正常情况，通常是因为脱水和电解质流失，喝些精心熬制的高汤很快就能恢复，不论蔬菜汤、各种肉汤骨汤，还是鱼汤，都有这种效果，但是骨汤还有一个好处：骨汤中含有白凝胶，对于那些患有关节炎或者其他关节疾病的患者非常有益。断食期间想喝多少高汤都可以，随着时间变化，你会发现自己逐渐减少对高汤的依赖。自制骨汤的做法见 208 页。

高汤中可以加入哪些东西	**高汤中不可以加入哪些东西**
・生长在地面的任何蔬菜 ・绿叶蔬菜 ・胡萝卜 ・洋葱或大葱 ・苦瓜 ・肉 ・骨 ・喜马拉雅岩盐 ・新鲜或晒干的草药和香料 ・研磨的亚麻籽（1杯骨汤加入1汤匙亚麻籽）	・蔬菜泥 ・土豆、山药、甜菜和芜菁 ・不要用商店买的高汤，即使是有机高汤也不可以

16小时和24小时断食

遵循这套方案进行 24 小时断食，可以从第 1 天的午饭之后断食到第二天午饭之前，或者从第 1 天的晚饭之后断食到第 2 天的晚饭之前，同时也可将 16 小时断食包含在内（只需要省去早餐，而在 8 小时内的窗口期内进食；更多内容详见 161 页。）在强化膳食管理项目中，我们发现这套方案适合想循序渐进减肥的人群。如果你更希望断食的强度更低一些，可以每周只断食 2 次。

进食期间，我们建议你遵循低碳优脂的饮食方案。尽量食用天然未加工食物，而不食用精加工的即食食品。

按照这套方案进行断食，每天仍然可以至少吃一顿饭，所以，如果你正在服用需要食物送服的药物，这套方案会非常理想。另外，24 小时断食更容易融入生活。举个例子，许多人发现晚餐很重要，晚餐不仅是为了吃饭，也是为了陪伴家人的时间。这套方案仍然让你有时间和家人团聚。而且这套断食方案也很容易融入常规工作安排。

以下面的断食安排为例，从周日晚餐之后断食到周一晚餐之前。如果在周日晚上 7:30 吃完晚饭，那么要在周一晚上 7:30 以后才会再次进食。表中所列食物是低碳优脂饮食方案的一些建议。

	周日	周一	周二	周三	周四	周五	周六
早餐	断食	断食	断食	断食	断食	断食	断食
午餐	草莓甘蓝沙拉（221 页）	断食	芝麻菜火腿沙拉（219 页）	断食	番茄黄瓜牛油果沙拉（222 页）	断食	浆果冻奶（206 页）
晚餐	自制鸡柳（217 页）牛油果片（223 页）	鸡酿柿子椒（215 页）	冠军鸡翅（216 页）搭配果蔬片和香醋汁	虎皮鸡腿（213 页）	培根小鸡腿（214 页）搭配烤甜椒	铁板牛排（218 页）	无谷花椰菜比萨（212 页）

该表显示的是每周断食 3 次，每次断食 24 小时的断食范例。表中所示为晚餐到晚餐之间的断食，你也可以选择午餐到午餐之间的断食。

36小时断食

36 小时断食需要断食一整天，每周至少断食 3 天。与 24 小时断食不同，断食日一顿饭也不能吃，只能喝一些断食饮品（见本书 198 页）。整体而言，相比 24 小时断食，这套方案的减肥效果更好，较长的断食周期有助于降低血糖，因此可能对前期糖尿病患者更有好处。

进食期间，我们建议你遵循低碳优脂的饮食方案。尽量食用天然未加工食物，而不食用精加工的即食食品。

以下面的断食安排为例，从周日晚餐之后断食到周二早餐之前。如果在周日晚上 7:30 吃完晚饭，那么要在周二早上 7:30 以后才会再次进食。进食期间可以吃早、中、晚饭。

	周日	周一	周二	周三	周四	周五	周六
早餐	无谷煎饼（209页）加培根	断食	简易自制培根（211页）；炒鸡蛋	断食	迷你意式烘蛋（210页）	断食	浆果冻奶（206页）；防弹咖啡（207页）
午餐	松子雪梨芝麻菜沙拉（220页）	断食	番茄黄瓜牛油果沙拉（222页）	断食	草莓甘蓝沙拉（221页）	断食	自制鸡柳（217页）；牛油果薯条
晚餐	无谷花椰菜比萨（212页）搭配菠菜沙拉	断食	虎皮鸡腿（213页）；芥末青豆角（224页）	断食	铁板牛排（218页）	断食	鸡酿柿子椒（215页）

该表显示的是每周断食 3 次，每次断食 36 小时的断食范例。断食日不能吃饭，也不能吃零食，但是可以喝一些断食饮品（198 页）。

42小时断食

42 小时断食也需要断食一整天，每周应当断食三次，无论断食日还是进食日，当天都要省去早餐。断食期间只能喝一些断食饮品（198 页）。

在强化膳食管理项目中，我们通常使用 42 小时断食方案治疗糖尿病患者。这种扩展性断食方案，使患者血糖和胰岛素的下降周期更长。但是，如果你正在用药，需要在开始这项断食方案之前事先咨询医生，从而避免出现低血糖的情况。当我们希望血糖下降的时候，如果过度用药，可能会使血糖过低，这时，你可能别无他选，只有吃些糖果使血糖升高——倘若如此，断食就失败了。

进食期间，我们建议你遵循低碳优脂的饮食方案。尽量食用天然未加工食物，而不食用精加工的即食食品。

以下面的断食安排为例，从周日晚餐之后断食到周二午餐之前。如果在周日晚上 7:30 吃完晚饭，那么要在周二下午 1:30 以后才能再次进食。进食期间只能吃午饭和晚饭，而不能吃早饭。

	周日	周一	周二	周三	周四	周五	周六
早餐	断食	断食	断食	断食	断食	断食	断食
午餐	芝麻菜火腿沙拉（219 页）	断食	培根小鸡腿（214 页）；胡萝卜和芹菜条	断食	草莓甘蓝沙拉（221 页）；牛油果片	断食	无谷花椰菜比萨（212 页）
晚餐	虎皮鸡腿（213 页）；烤花椰饭（225 页）	断食	松子雪梨芝麻菜沙拉（220 页）	断食	铁板牛排（218 页）	断食	鸡酿柿子椒（215 页）

该表显示的是每周断食 3 次，每次断食 42 小时的断食范例。断食日不能吃饭，也不能吃零食，但是可以喝一些断食饮品（198 页）。进食日没有早餐。

7~14天断食

这种断食方案需要连续断食 7~14 天, 即, 7~14 天连续断食, 期间不吃饭, 也不吃零食, 而只能在断食阶段喝一些断食饮品（198 页）。

在强化膳食管理项目中, 我们通常使用这套断食方案治疗病情严重的糖尿病患者或者肥胖症患者。需要紧急治疗的情况下, 我们通常建议患者一开始使用这种治疗方法, 后期转换为 42 小时断食方案。这套方案也有助于打破减肥停滞期, 也可以作为节假日周游之后体重反弹的补救措施, 如果事先知道自己在狂欢之后会遵循这套方案进行断食, 那么你就能愉快地享乐而没有负罪感。

这是一种高强度的断食计划, 应该在医生的监督下进行断食。如果你正在用药, 有些药物需要在开始断食之前进行调整。（更多内容详见 189 页。）在这套方案中, 我们也建议患者每天服用一些通用复合维生素, 以便防止缺乏微量元素。医生可能也希望在整个断食期间密切监测你的血液状况。

请记住, 断食期间不会感到越来越饿。这套方案中, 第二天通常是饥饿感最为强烈也最艰难的一天: 有关饥饿激素的研究显示, 扩展性断食期间, 饥饿激素在断食第二天的时候达到峰值, 然后开始逐渐下降。一般来讲, 经过第二天之后, 断食会变得越来越容易。大多数人认为断食 7 天之后还可以一直断食下去。

由于断食太久可能会有复食症候群（见本书 179 页）的风险, 所以我们不建议连续断食超过 14 天。相反, 我们建议患者在重复 7~14 天断食之前, 事先进行隔天断食, 如 36 小时断食或 42 小时断食。另外, 对于 7 天断食而言, 至多每个月断食一次, 而对于 14 天断食而言, 至多每 6 周断食一次。

请牢记, 如果在任何时候感到不适, 无论是什么原因造成的, 都要立即停止断食。

在这套断食方案中, 至少需要断食整整七天, 期间不吃饭也不吃零食——举个例子, 如果你在周日上午开始断食, 那么一直断食到周六晚上才能重新进食。

什么?

断食书籍中竟然有食谱?

· ·

没错。间歇性断食和扩展性断食都只是健康饮食的一部分。健康饮食主要包括两个方面:吃东西(饮食)和不吃东西(断食)。前文已经向大家详细介绍了断食,但是周详的计划需要顾及正反两面,健康生活不仅需要断食,还要考虑饮食。人们显然不能无休止地进行断食,所以健康饮食也是非常重要的。(有关健康饮食的更多内容,详见本书 45 页。)

梅甘·拉莫斯是强化膳食管理项目在多伦多地区的项目负责人。她为成百上千名患者提供饮食和断食建议,从而帮助他们达到最佳的健康状态。在她的专业指导下,许多患者已经缓解了自己的肥胖症、2 型糖尿病以及其他代谢综合征。许多患者减小甚至摆脱了对药物的依赖性,而且还学会在以后的生活中保持健康的饮食习惯。

本章节中,梅甘分享了自己最爱的几个食谱,这些菜品可以与 168~173 页中的断食方案结合起来。

浆果冻奶

准备时间： 15分钟，加30分钟
冷藏时间（可选）   **烹制时间：** ——   **成品：** 2人份

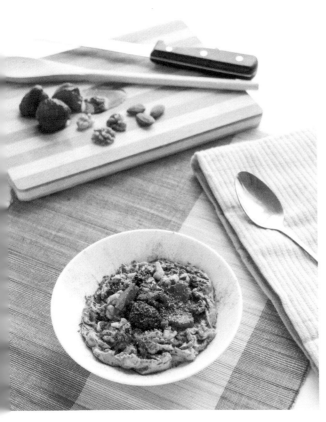

原材料：

1/2杯鲜奶油（脂肪含量≥35%）

1汤匙100%纯可可粉（可选）

1茶匙纯香草精（可选）

6粒杏仁，压碎

6粒胡桃，压碎

3颗草莓，切丁

1/3杯树莓

1/3杯黑莓

10颗蓝莓

1/2汤匙研磨的亚麻籽（可选）

1/2汤匙研磨的奇异子（可选）

1茶匙肉桂，上菜时撒入（可选）

制作方法：

1.将鲜奶油倒入碗中，如果使用可可粉和香草精，加入奶油中搅拌均匀。

2.使用手持搅拌器，开中档搅打奶油成硬挺的峰状，2~3分钟。

3.可选：如果想在炎热的夏天吃冷食，可以把盛放奶油的碗放冰箱冷藏30分钟。

4.将坚果和浆果加入奶油中搅拌几下。

5.如果准备了亚麻籽和奇异子，可以将二者混合在一起，加到奶油上，还可以在
  上方撒一层肉桂。

防弹咖啡

准备时间： 2分钟　　　　　　**烹制时间：** ——　　　　　　**成品：** 1杯

原材料：

1杯煮好的咖啡

1~2汤匙椰子油或MCT油（中链脂肪酸）

1~2汤匙黄油

1~2汤匙鲜奶油（脂肪含量≥35%）

制作方法：

1.将等量的椰子油、黄油和鲜奶油加入咖啡中。

2.用浸泡式搅拌机将其混合均匀，搅拌至顺滑。

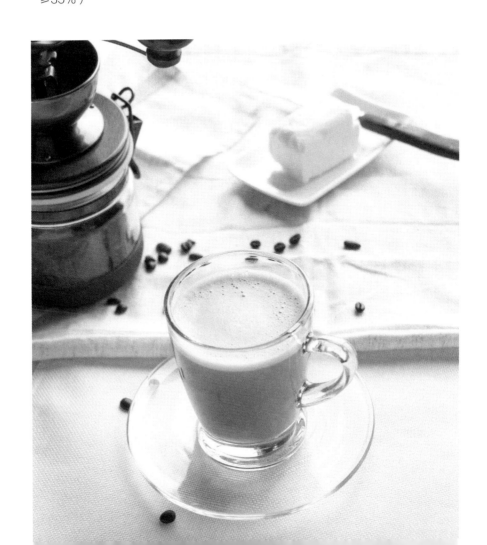

原骨汤

准备时间： 10分钟   **烹制时间：** 4~48小时，取   **成品：** 6夸脱
                                       决于骨头的种类   （约5.7升）

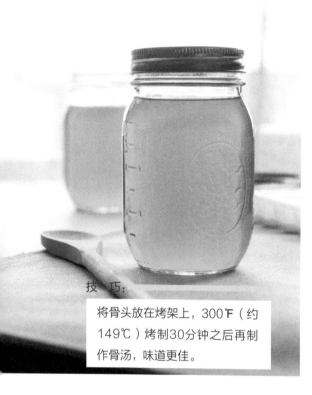

原材料：

6夸脱水（约5.7升）

2汤匙未经加工过滤的苹果醋

2磅（约0.9千克）原骨（鸡架/火
鸡架/牛骨/猪骨/鱼骨等）

半个洋葱，随意切块

3根大点的胡萝卜，随意切块

10根芹菜，随意切丁

1个红柿子椒，随意切丁

1个绿柿子椒，随意切丁

1汤匙喜马拉雅岩盐

1汤匙黑胡椒

其他草药或香料（可选）

技巧：

将骨头放在烤架上，300℉（约
149℃）烤制30分钟之后再制
作骨汤，味道更佳。

制作方法：

1. 在煮锅中加入6夸脱冷水。

2. 在冷水中加入苹果醋。

3. 将原骨放入加了醋的水中，浸泡30分钟。浸泡过程中可以准备所需要的蔬菜。

4. 把洋葱、胡萝卜、芹菜、柿子椒、盐、胡椒和其他草药或调味品加入水中。

5. 中高温火候，加热至沸腾，调至小火，鱼骨需要慢炖4~8小时，鸡骨需要慢炖
   18~24小时，猪骨或牛骨需要慢炖24~48小时。

6. 关火前30分钟，可以加入一些新鲜药草。

7. 关火，冷却30分钟，捞出蔬菜、骨头和脂肪。

8. 放入冰箱冷藏可保存5天，或倒入容器、冰块盘或松饼罐中。放入冰箱冷冻可保
   存3~4个月。

无谷煎饼

准备时间： 10分钟　　**烹制时间：** 30分钟　　**成品：** 4~6张煎饼（大约2人份）

原材料：

2个鸡蛋

1/2杯鲜奶油（脂肪含量≥35%），也可以多准备一些，用作装饰

1茶匙香草精

1/2汤匙有机蜂蜜或赤藓糖醇

1/4杯椰子粉

1/2茶匙小苏打（发酵粉）

1/4茶匙喜马拉雅岩盐

1汤匙黄油或椰子油，也可以多准备一些，用作装饰

研磨的肉桂，上菜时撒入（可选）

制作方法：

1.中火加热煎锅或烤架。

2.拿出一个小碗，将鸡蛋、奶油、香草精、蜂蜜加入碗中混合均匀。

3.另外拿出一个稍大点的碗，将椰子粉、小苏打和食盐加入碗中混合均匀。

4.慢慢将小碗中的材料加入大碗中，搅拌均匀。

5.将黄油放入煎锅中加热融化。

6.在煎锅中倒入2~3汤匙面糊，形成直径约3英寸（约7.6厘米）的薄煎饼，每面煎2~3分钟，直至金黄。用剩下的面糊重复这个步骤。

7.可以在煎饼上涂一层奶油和黄油，也可以撒些肉桂粉。

迷你意式烘蛋

准备时间： 15分钟   烹制时间： 20分钟   成品： 6个烘蛋
                                                            （2~3人份）

制作方法：

1. 烤箱预热至300℉（约149℃）。在6个锡纸杯中刷上一层黄油或者椰子油。
2. 拿出一个中等大小的碗，加入鸡蛋、菠菜碎、小番茄、柿子椒、大葱、奶酪、食盐和胡椒，搅拌均匀。
3. 在每个锡纸杯中铺上一片培根，如果有多余的培根，剪碎后加入混合的蛋液中。
4. 每个锡纸杯中加入3/4杯的蛋液，上面可以放芝士。
5. 将锡纸杯放入烤箱中烤制20分钟，或等到表面变至金黄。
6. 关掉烤箱，冷却10分钟之后再食用。

原材料：

6个鸡蛋

1杯切碎的菠菜

12个樱桃番茄，对半切开

1/3杯切丁的红柿子椒

1/3杯切丁的绿柿子椒

1/2杯切碎的大葱

1/2杯磨碎的车达奶酪（约2盎司，57克），可以多准备些用作装饰

1汤匙喜马拉雅岩盐

1茶匙新鲜黑胡椒

6片培根

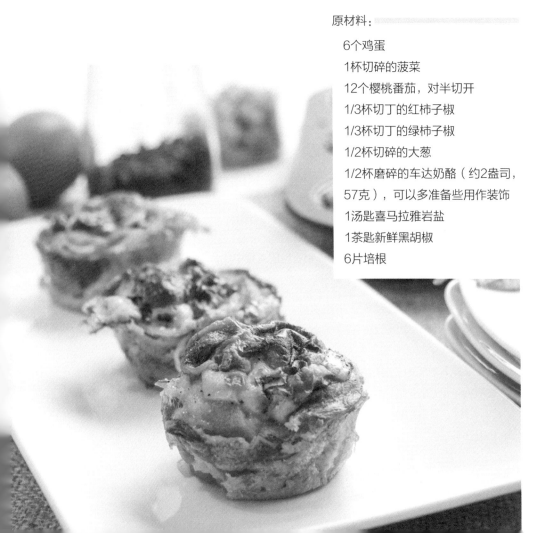

简易自制培根

准备时间: 15分钟，另需提前腌制5~7天，然后冷藏12小时

烹制时间: 1.5~2小时

成品: 2磅（约0.9千克）培根

原材料:

2磅（约0.9千克）五花肉

2/3杯喜马拉雅岩盐

2汤匙现磨黑胡椒

干草药和香料（可选）

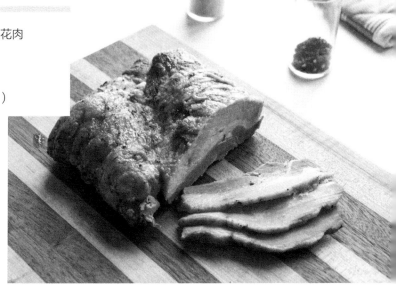

制作方法:

1.用一把锋利的刀去除五花肉肉皮，最好片下一整片。

2.洗净五花肉，然后用厨房纸巾擦干。

3.拿出一个小碗，将盐、胡椒、草药和香料放入碗中混合均匀，然后涂抹在五花肉两面。

4.把五花肉放入密封容器中，放入冰箱里存放5~7天。腌制的时间越久，味道越香，每天翻动一下五花肉。（一定要在翻肉之前好好洗手。）

5.5~7天之后，从冰箱中拿出腌好的五花肉，洗掉盐、胡椒和其他草药、香料。

6.烤箱预热至200℉（约93℃）。

7.将烤架放在烤盘中，将五花肉放在烤架上，把有肥肉的一边朝上。

8.烤至五花肉内部温度达到150°F（约66℃），通常需要一个半小时到两小时。

9.从烤箱中取出五花肉，冷却30分钟。

10.用羊皮纸裹住五花肉，放入冰箱冷冻一夜或12小时。

11.用一把锋利的刀将肉切片，然后就可以烹饪自制的培根，或者放入冰箱，最多可以存放5天，或者放入冷冻柜中，最多可以存放2个月。

无谷花椰菜比萨

准备时间： 10分钟　　**烹制时间：** 30~35分钟　　**成品：** 18寸的比萨
（大约3人份）

原材料：

1磅（约0.45千克）重的花椰菜

2个大鸡蛋，轻轻打散

1茶匙喜马拉雅岩盐

1茶匙牛至

1茶匙蒜粉

可以选择自己喜欢的比萨浇头

制作方法：

1. 将烤箱预热至400 ℉（约204℃），在烤盘中铺上一层羊皮纸。

2. 将花椰菜分成小菜花，倒入料理机中打碎，然后倒入一个大碗中。

3. 加入鸡蛋、盐、牛至、蒜粉，然后混合均匀。

4. 将拌好的材料放到加热好的烤盘上，然后用手做成比萨皮。

5. 烤制20分钟，直到外表略微变至金黄色。

6. 加上自己喜欢的浇头，再烤10~15分钟。

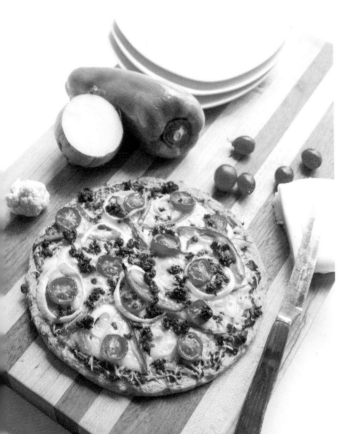

虎皮鸡腿

准备时间： 15分钟　　　　**烹制时间：** 45分钟　　　　**成品：** 2人份

原材料：

　1¹/₄杯炸猪皮碎

　1汤匙喜马拉雅岩盐

　1茶匙现磨胡椒

　2茶匙烟熏辣椒

　4只鸡腿，带皮

　2个大鸡蛋

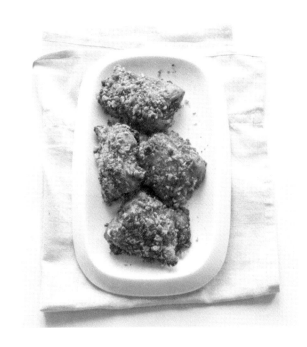

制作方法：

1. 将烤箱预热至375℉（约191℃），在烤盘上铺上一层铝箔纸。

2. 将炸好的猪皮放入密封的塑料袋中，用手压碎，让它看起来像面包屑一样，加入盐、胡椒和烟熏辣椒，晃动均匀。

3. 将鸡蛋打入一个小碗中，搅拌均匀。

4. 拿出一只鸡腿，放入蛋液静置10秒。

5. 将裹上蛋液的鸡腿放入装有猪皮碎和调味料的袋子中，晃动袋子，使鸡腿粘上猪皮和调料，然后拿出鸡腿，放在预热好的烤盘中。

6. 剩下的鸡腿重复以上操作。

7. 将烤盘放入烤箱，烤制45分钟，或者等鸡肉变至金黄取出。

培根小鸡腿

准备时间：5分钟　　　烹制时间：45分钟　　　成品：2人份

原材料：

4只小鸡腿

4片培根

1$\frac{1}{2}$茶匙喜马拉雅岩盐

1茶匙现磨黑胡椒

制作方法：

1. 将烤箱预热至400℉（约204℃），在烤盘上铺上一层铝箔纸。
2. 在每只小鸡腿上从下往上裹一片培根，放在预热好的烤盘上，撒上盐和胡椒。
3. 烤制45分钟，或者等培根看起来烤至焦脆。

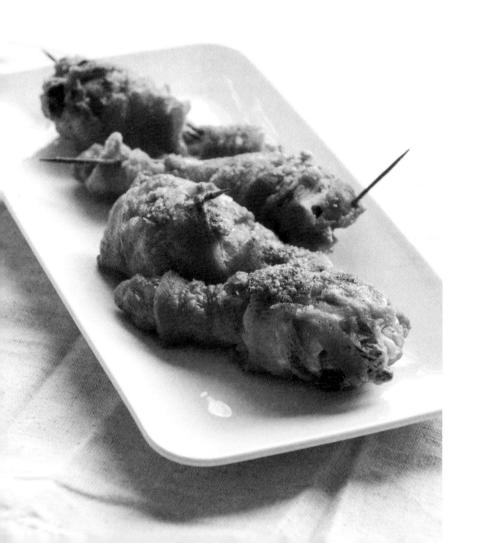

鸡酿柿子椒

准备时间： 10分钟　　**烹制时间：** 1小时30分钟　　**成品：** 4人份

原材料：

1汤匙黄油

1瓣大蒜，切碎

1个小洋葱，切丁

1茶匙喜马拉雅盐

$1^1/_2$茶匙现磨黑胡椒

1茶匙烟熏辣椒

1茶匙五香粉

1杯葡萄番茄，对半切开

1磅（约0.45千克）鸡肉碎

3个鸡蛋，打散

4个大柿子椒，对半切开

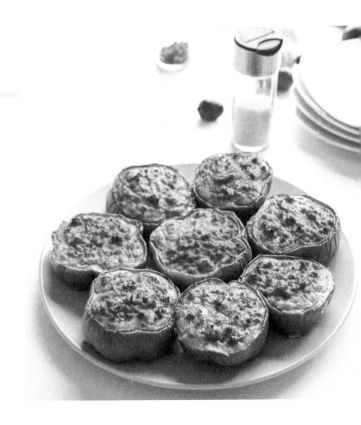

制作方法：

1. 将烤箱预热至350℉（约177℃），在烤盘上铺上一层铝箔纸。

2. 将煎锅调制中火，化开黄油，加入切好的大蒜、洋葱，撒上盐、胡椒、辣椒粉和五香粉，煎制5~7分钟。

3. 放入番茄，再煎制5~7分钟。

4. 放入鸡肉碎，煎至表面金黄（大约需要15分钟），时不时地翻翻面。

5. 将煎好的鸡肉碎放入一个中等大小的碗中，边搅拌边倒入蛋液。

6. 将对半切开的柿子椒放在预热好的烤盘上，切口朝上，倒入混合好的鸡肉和蛋液。

7. 将填好鸡肉和蛋液的柿子椒放入烤箱，烤制60分钟，直至表面慢慢变软。

冠军鸡翅

准备时间： 5分钟　　　**烹制时间：** 20分钟　　　**成品：** 2磅（约0.9千克）鸡翅

原材料：

2磅（约0.9千克）鸡翅

1汤匙喜马拉雅岩盐

1茶匙现磨黑胡椒

1汤匙发酵粉

1茶匙烟熏辣椒

1茶匙大蒜盐（可选）

2汤匙椰子油

2汤匙辣酱（可选）

制作方法：

1. 将鸡翅洗干净擦干。
2. 拿出一个小碗，放入盐、胡椒、发酵粉、辣椒和大蒜盐（可选），混合均匀。
3. 将鸡翅放在密封的塑料袋中，加入混合均匀的香料，封口，晃动塑料袋，使鸡翅裹上香料。
4. 将煎锅调至中火预热，化开椰子油。
5. 将鸡翅放入煎锅，盖上锅盖，煎制10~12分钟。
6. 鸡翅翻面，再煎制10~12分钟，直至表面变得金黄。
7. 盛出鸡翅，冷却5分钟。
8. 如果想吃辣，可以将鸡翅裹上辣酱。

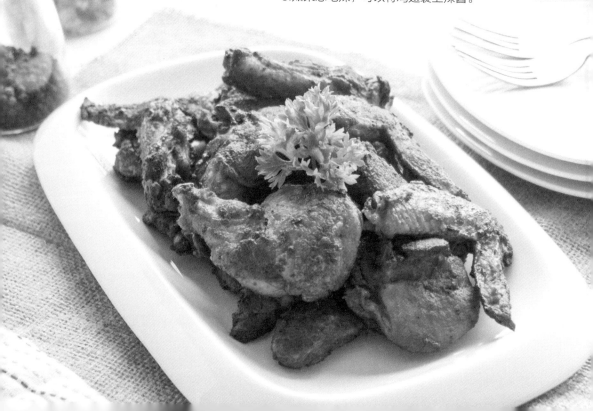

自制鸡柳

准备时间： 10分钟　　**烹制时间：** 20~30分钟　　**成品：** 2人份

原材料：

1磅（约0.45千克）鸡胸肉，去骨，剪成条状［1英寸（约2.5厘米）宽，3英寸（约7.6厘米）长］

2个鸡蛋

1杯猪皮碎/猪油渣

1汤匙喜马拉雅岩盐

1茶匙现磨黑胡椒

1茶匙烟熏辣椒

1茶匙大蒜盐（可选）

辣酱，佐餐食用

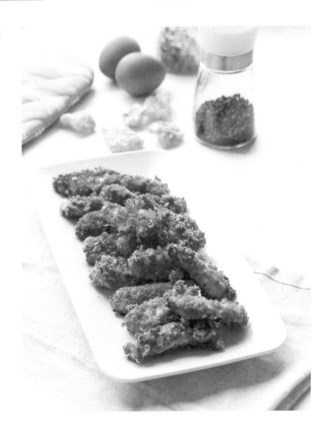

制作方法：

1. 将烤箱预热至300℉（约149℃），在烤盘上铺上一层铝箔纸。

2. 将切好的鸡柳条洗干净擦干。

3. 拿出一个小碗，放入猪皮碎、盐、胡椒、发酵粉、辣椒和大蒜盐（可选），倒入一个密封的塑料袋混合均匀。

4. 拿一个中等大小的碗，打上鸡蛋，将鸡柳浸在蛋液中，裹上蛋液。

5. 将裹好蛋液的鸡柳放入装香料的塑料袋中，晃动塑料袋，使鸡柳裹上香料。

6. 将鸡柳放在预热好的烤盘上，放入烤箱，烤制10~15分钟。

7. 将鸡柳翻面，再烤制10~15分钟，直至表面金黄。

8. 从烤箱中取出鸡柳，冷却5分钟之后再吃。

9. 如果想吃辣，可以加点辣酱。

铁板牛排

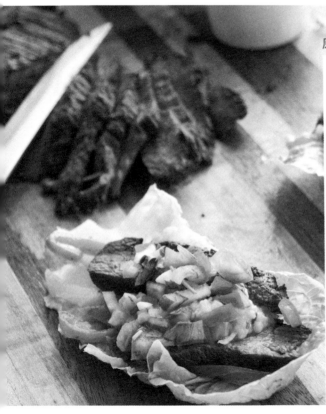

原材料：

2汤匙黄油，分开放

1个红柿子椒，切丝

1个绿柿子椒，切丝

1个黄柿子椒，切丝

半个洋葱，切碎

1汤匙喜马拉雅岩盐

1/2茶匙现磨黑胡椒

1磅（约0.45千克）裙排

波士顿莴苣（或其他莴苣）的大
叶子，上菜用。

装饰材料（可选）
酸奶油
鳄梨酱
莎莎酱
青柠角
车达奶酪碎

制作方法：

1. 拿出一个大煎锅，中火加热，化开1汤匙黄油。

2. 加入柿子椒和洋葱，撒上盐和胡椒，不时翻面煎炒15~20分钟，直至柿子椒变软。

3. 蔬菜出锅前10分钟的时候，另外拿出一个大煎锅，中火加热，化开剩下的1汤匙
黄油。

4. 蔬菜出锅前5分钟的时候，在牛排上撒上盐和胡椒，放在化好黄油的煎锅中，每
面煎制3~5分钟，直至表面焦脆。

5. 盛出蔬菜和牛排。

6. 将牛排冷却5~10分钟之后切片，厚度随意。

7. 将切好的牛排和蔬菜均分为2~4等份，每份都放在一大片莴苣叶上，加上自己
喜欢的装饰，然后就可以好好享受啦！

芝麻菜火腿沙拉

准备时间： 10分钟   **烹制时间：** ——   **成品：** 1人份

原材料：

2~3杯芝麻菜，洗好

6~9片火腿

1/2杯番茄碎

1/2杯橄榄切片

沙拉酱材料

1汤匙特级初榨橄榄油

1茶匙香醋

制作方法：

1. 拿出一个中等大小的碗，放入芝麻菜、火腿、番茄碎和橄榄切片拌好。
2. 制作调味汁：将橄榄油和香醋混合均匀。
3. 用调味汁拌好沙拉，或者将调味汁单独放在旁边一个小碟子中备用。

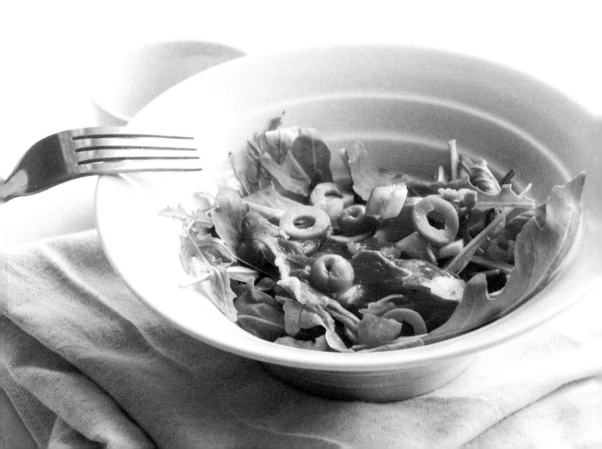

松子雪梨芝麻菜沙拉

准备时间： 10分钟　　　　**烹制时间：** ——　　　　**成品：** 2人份

原材料：

4杯芝麻菜

1个雪梨，切薄片

1/2杯松子

1/2个柠檬

1/4汤匙特级初榨橄榄油

喜马拉雅岩盐和现磨黑

胡椒

制作方法：

1. 拿出一个大碗，放入芝麻菜、雪梨切片和松子，拌好。
2. 在沙拉上挤些柠檬汁。
3. 将橄榄油倒在沙拉上。
4. 根据自己的口味撒上盐和胡椒。

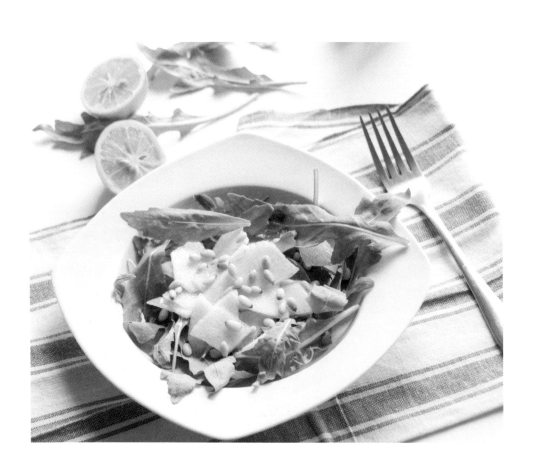

草莓甘蓝沙拉

准备时间： 10分钟　　　　**烹制时间：** ——　　　　**成品：** 2人份

原材料：

　4杯羽衣甘蓝

　12个草莓，切丁

　1杯核桃

　1汤匙香醋

　1/4汤匙特级初榨橄榄油

　喜马拉雅岩盐和现磨黑
　胡椒

制作方法：

　1.拿出一个大碗，放入草莓、甘蓝和核桃，
　　拌好。

　2.将橄榄油和香醋倒在沙拉上。

　3.根据自己的口味撒上盐和胡椒。

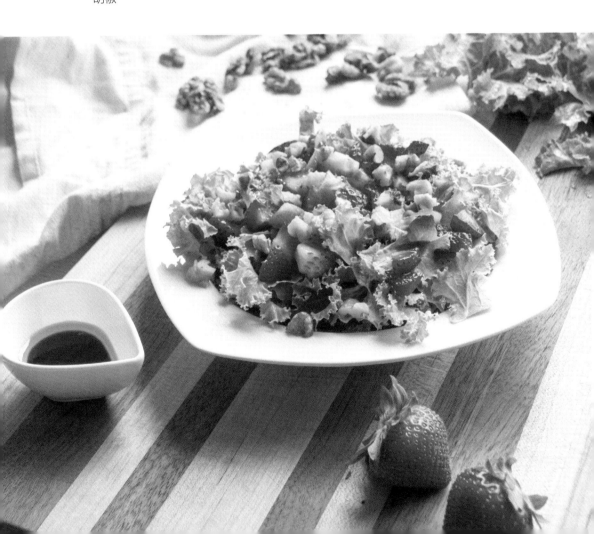

番茄黄瓜牛油果沙拉

准备时间： 15分钟   **烹制时间：** ——   **成品：** 2人份

原材料：

2杯黄瓜丁（大约需要一个中等大小的黄瓜）

1杯樱桃番茄，对半切开

1¹/₂杯牛油果丁（大约需要一个大点的牛油果）

1杯绿橄榄，对半切开、去核

1/2杯菲达奶酪

1汤匙香醋

1/4杯特级初榨橄榄油

1/2茶匙现磨黑胡椒

1茶匙喜马拉雅岩盐

制作方法：

1. 拿出一个中等大小的碗，放入黄瓜、番茄、牛油果和橄榄，上面撒上菲达奶酪碎。
2. 将橄榄油和香醋倒在沙拉上。
3. 根据自己的口味撒上盐和胡椒。

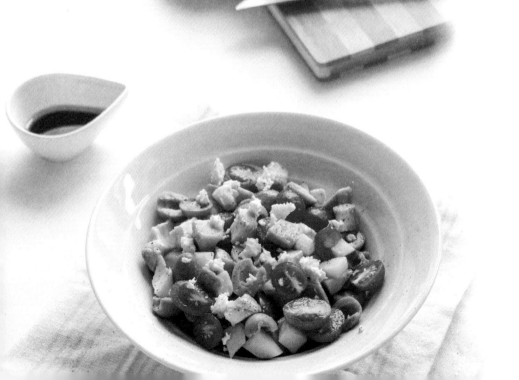

牛油果片

准备时间： 15分钟　　　　**烹制时间：** 15分钟　　　　**成品：** 4人份

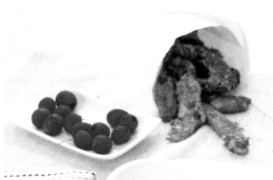

原材料：

2个大牛油果，切成1/4寸（约0.6厘米）的厚片。

1/2个青柠，挤出果汁

1杯炸猪皮

1汤匙喜马拉雅岩盐

干药草和/或香料

1个鸡蛋

2汤匙化开的椰子油或黄油

制作方法：

1. 将烤箱预热至400℉（约204℃）。

2. 将炸猪皮放在密封的塑料袋中，用手压碎至面包屑状，加入盐和其他香料或草药，混合均匀。

3. 将青柠汁挤入小碗中，再单独拿出一个小碗打入鸡蛋，快速搅动。

4. 首先将每片牛油果片都浸在青柠汁中，然后浸在蛋液中停留10秒钟左右，翻面同样浸10秒，裹上蛋液。

5. 将裹了蛋液的牛油果片放到装有猪皮碎的塑料袋中，晃动塑料袋，使牛油果表面裹上猪皮碎和调料。

6. 将化开的椰子油倒入烤盘中涂抹开，然后将处理好的牛油果片放在烤盘上。

7. 烤制15分钟，直至表面烤至金黄。

芥末青豆角

准备时间： 10分钟   **烹制时间：** 10分钟   **成品：** 4人份

原材料：

1磅（约0.45千克)青豆角，择好

1汤匙特级初榨橄榄油

1汤匙芥末（各种芥末都可以）

喜马拉雅岩盐和研磨的黑胡椒

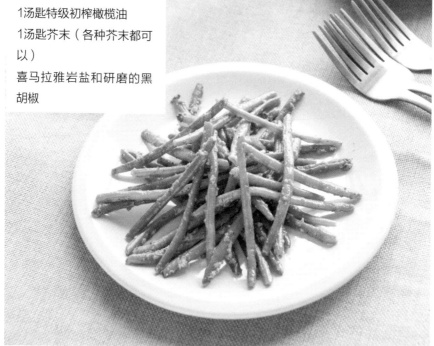

制作方法：

1. 拿一个中等大小的炖锅，添入足量水（能够没过青豆角即可），中火煮沸。放入豆角，煮至脆嫩，3~4分钟。或者可以采用蒸的方法：在炖锅中添入四分之三的水，上边放一个蒸笼，中火将水煮沸，在蒸笼中放入青豆角，蒸至脆嫩，大约需要5分钟，然后关火出锅。

2. 将橄榄油倒入不粘锅中，中火加热5分钟，加入芥末。

3. 将煮好的青豆角加入不粘锅中，煎炸2分钟，至调味均匀，熟透之后出锅。

4. 盛出豆角，根据自己口味撒上盐和胡椒，然后上菜。

烤花椰饭

准备时间： 10分钟   **烹制时间：** 15分钟   **成品：** 2人份

原材料：

1颗花椰菜
1/2汤匙喜马拉雅岩盐
药草或香料随个人喜好
（可选）

制作方法：

1. 将烤箱预热至200℉（约93℃），在烤盘上铺上一层羊皮纸。
2. 将花椰菜分成小菜花，去掉根茎。
3. 用手把菜花磨碎，或者放进料理机中搅动，直到看起来像是米饭的样子。
4. 将花椰饭放在预热好的烤盘中，撒上盐。
5. 将烤盘放入烤箱，烤制12~15分钟，每5分钟翻搅一次，在花椰饭变为棕色之前关火取出烤盘。
6. 根据个人口味撒上药草或者香料。

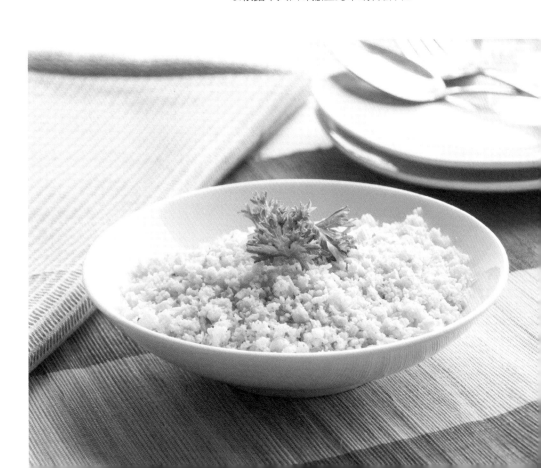